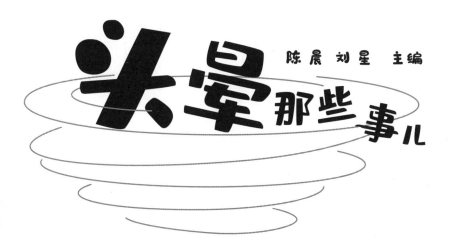

头晕那些事儿

陈晨 刘星 主编

U0302133

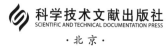

科学技术文献出版社
SCIENTIFIC AND TECHNICAL DOCUMENTATION PRESS

·北京·

图书在版编目（CIP）数据

头晕那些事儿 / 陈晨，刘星主编. —北京：科学技术文献出版社，2022.6

ISBN 978-7-5189-8928-7

Ⅰ.①头… Ⅱ.①陈… ②刘… Ⅲ.①眩晕—诊疗 Ⅳ.① R764.34

中国版本图书馆 CIP 数据核字（2022）第 015008 号

头晕那些事儿

策划编辑：王黛君 责任编辑：张凤娇 责任校对：王瑞瑞 责任出版：张志平

出 版 者	科学技术文献出版社	
地 址	北京市复兴路15号 邮编 100038	
编 务 部	（010）58882938，58882087（传真）	
发 行 部	（010）58882905	
邮 购 部	（010）58882873	
官 方 网 址	www.stdp.com.cn	
发 行 者	科学技术文献出版社发行 全国各地新华书店经销	
印 刷 者	中煤（北京）印务有限公司	
版 次	2022 年 6 月第 1 版 2022 年 6 月第 1 次印刷	
开 本	880×1230 1/32	
字 数	165千	
印 张	9.375	
书 号	ISBN 978-7-5189-8928-7	
定 价	52.80元	

编委会

主 编：陈 晨 刘 星
副主编：张春明　张 丽　郭建勇
编 委：（按姓氏拼音排序）

陈　晨　山西省心血管病医院

陈钢钢　山西医科大学第一医院

陈思羽　山西医科大学

郭建勇　山西省心血管病医院

剧锦叶　山西省心血管病医院

李　俐　山西省心血管病医院

李　媛　山西省心血管病医院

刘　星　山西中医药大学

刘替红　山西省心血管病医院

卢旭霞　山西省心血管病医院

马义鹏　山西省心血管病医院

乔媛媛　山西省肿瘤医院

沈　慧　山西医科大学

王　璇　山西省心血管病医院

王睿颖　河北燕达医院

杨　婷　山西省心血管病医院

张　丽　山西省心血管病医院

张春明　山西医科大学第一医院

序 一

很多人都有过头晕的经历，有些人只有偶尔一次，而有些人则经常发生；有些人感觉头晕非常严重，有些人感觉头晕程度还能忍受。有的头晕是病理性的原因，有的是应激反应导致的。到底是什么原因引起的头晕，即使是经验丰富的临床医生也存在漏诊和误诊的可能。

头晕作为临床诊疗过程中非常常见的症状之一，它的发病原因多种多样，有些是不良生活习惯引起的，有些是脑部或者耳部疾病引起的。为了精准诊疗，查找头晕的原因不仅对临床医生是一种考验，对于普通人群来说也至关重要。普通大众在生活中运用所学知识简单鉴别头晕的原因，既可以避免小题大做，也能避免贻误病情，更重要的是能够解决患者的痛苦，同时又能有效减少医疗资源的浪费。

很高兴看到陈晨主任和刘星教授主编的医学科普系列图书的

第二部《头晕那些事儿》的出版。陈晨主任除了他的本职工作，同时还是我们中华医学会科学普及分会的青年委员，传播科普是我们委员会的重要工作，是我们每一位科普委员的责任与担当。刘星教授是知名的中医专家，为这本书中关于中西医结合诊治等方面提供了独到的见解。很欣慰可以看到陈晨主任和刘星教授带领的医学科普团队创作出这么优秀的图书，这让我看到了更多的中青年医生在繁重的工作之余，依然充满科普创作的热情，为大众健康奉献一场场科普盛宴。

这本书通过问答的形式，有针对性地回答了有关头晕的诊断、评价、治疗和生活预防等问题。文章用通俗易懂的语言搭配简明的漫画，不仅提升了读者的阅读兴趣，还有利于他们更加直观和客观地认识头晕，打消患者对头晕的顾虑，让更多的人有效避免头晕，提升生活质量。

头晕问题说大可以大，说小可以小，为了让大家不要把小病变大，把大病耽误，阅读《头晕那些事儿》就是一个不错的选择。希望它能帮到您和您身边头晕的朋友，也希望它能陪您一起走向健康的未来。

祝《头晕那些事儿》的出版取得圆满成功！

中华医学会科学普及分会主任委员　郭树彬

序 二

去年冬天为陈晨主任主编的《脑卒中那些事儿》作序，今天又看到这个系列图书的第二本即将出版，而且很高兴看到我们的前辈学者刘星校长参与了创作，为本书赋能。这本新书的出版是医学科普，特别是我们神经病学科普的一件幸事。

大家对头晕了解多少？我想很多人对头晕都没有明确的概念。在临床工作中我们时常发现患者在就医的时候，往往表达模糊，不利于诊断。《头晕那些事儿》这本科普读物，从一个普通大众的视角出发，从最基本的问题说起，从多方面由简至深地解答受头晕困扰的朋友们所关心的问题。在语言表达上，编者们尽量避免使用晦涩的医学术语，目的是让读者能快速了解头晕的相关知识，从而对头晕的防治有更深刻的了解。

这本书的编者们大多来自神经内科和耳鼻喉科，他们结合自己的临床经验和前沿的医学知识，为大家讲解头晕相关的科普知

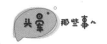

识，切实为患者及其家属服务。这不仅仅是为了简单的科普，更是为了架起患者与医生沟通的桥梁。患者和家属了解更多头晕的相关知识，有利于医生更准确地捕捉有效信息，让头晕的原因能够更快地被查明，给予患者及时的治疗和有效的预防指导。

希望每一位阅读过这本书的读者都能够从中获益，正确认识头晕，有效防治头晕，让头晕远离你。

首都医科大学宣武医院副院长　**郝峻巍**

自 序

继《脑卒中那些事儿》顺利出版之后，我们团队就着力编写这部《头晕那些事儿》。头晕是临床最常见的症状之一，也是我们发布各种医学科普短视频过程中，阅读量和评论量比较高的话题。每当有头晕的相关短视频发出，就会有很多人评论并私信我，想要进一步检查和治疗。因为时间关系，不可能给每位朋友一一回复，于是有了想法，不如把大家的问题都集合起来，凝集大家的智慧，把共性的问题以问答的形式，通过一本书给大家全面答疑解惑。

临床上因为头晕来就诊的患者非常多，涉及的诊疗科室也非常多，更是神经内科门诊、急诊就诊最多的疾患之一。我国有研究报道，10岁以上人群的头晕总体患病率为4.1%；头晕还是65岁以上人群就医的首位原因，他们中有18%的人因头晕而活动减少，生活质量降低。由此可见，头晕已经成为人们重要的健康问题。

头晕的表现多种多样，可以表现为昏昏沉沉、头昏脑涨、头重脚轻、身体摇晃，有的还会合并面色苍白、出汗、耳鸣、眼花、血压剧烈波动、走路不稳、饮水呛咳等。

说到引起头晕的原因，每个人头晕的原因也不尽相同，其中就包括全身性疾病，如发热、高血压、贫血等；耳源性疾病，如前庭神经元炎、梅尼埃病、耳石症等；中枢神经系统疾病，如脑梗死、脑出血、脑供血不足、脑内肿瘤等；此外，还有眼镜配得不合适、晕车、晕船等。因此，头晕是一个比较复杂且重要的症状。

为了使患者更好地了解自己的头晕，本书不仅介绍了不同原因导致的头晕表现、检查方法和治疗等方面知识，还给出了相关的康复治疗方法和生活预防建议等。相信这些内容能在一定程度上解决头晕带给大家的困惑，让头晕得到有效控制和及时治疗。

《头晕那些事儿》是一本内容丰富、实用性强的医学科普书籍，很容易引起读者的阅读兴趣，同时也适合神经内科初级医师、基层医生阅读、学习、参考，希望它能成为一本家庭必备的健康科普书籍，让全家受益。

在本书即将付梓之际，我们诚挚地感谢科学技术文献出版社对本书的支持，以及许多关怀本书的同仁在编写方法、选题立意等方面提出的宝贵意见，更要感谢各位编者的辛勤努力，正是在他们的辛勤努力下，本书才能从设想变成现实！

本书还得到了山西省科学技术厅（项目编号：201601D011098）、山西医科大学（项目编号：ZDJB201901）、山西省科学技术协会 2020 年科普课题基金、山西省心血管病医院博士基金、山西省心血管病医院院内课题基金（项目编号：XYS20170205、XYS20180304）的支持，在此表示感谢！

　　本书如有不妥之处，我们衷心地希望专家和读者提出批评和指正。

陈晨　刘星

第一章 深入了解头晕

第二章 头晕的诊断和鉴别诊断

第三章 头晕的相关评价

第四章 头晕的治疗

第五章 头晕的康复治疗和生活注意事项

第一章 深入了解头晕

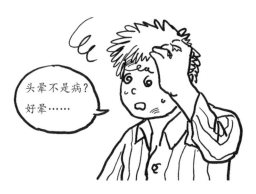

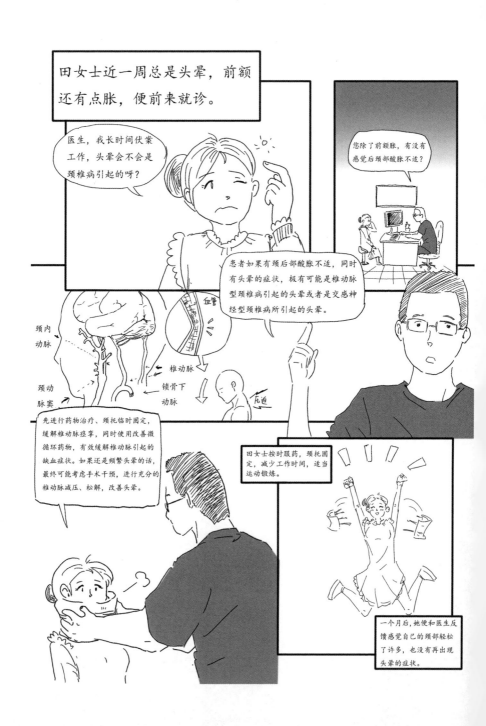

第一节 全世界有多少人曾经头晕？

早期有报道显示，全世界头晕患病率为 20%～40%，青壮年为 23%，60 岁以上人群中约有 20% 的人经历过影响生活的严重头晕。

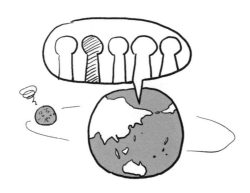

1993—2005 年，美国对全国医院 13 年间的急诊医疗调查显示，因头晕就诊的患者为 3360 万，平均每年 260 万，占同期急诊量的 3.3%，其中最常见的病因为前庭源性疾病，占 32.9%，但多数头晕症状没有很好地与前庭疾病相联系，反而被诊断为心血管疾病，或者是更危险的疾病引起。头晕的诊疗尽管占用了大量的医疗及财力等公共卫生资源，但仍有很多患者没有找出病因。

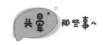

在德国进行的一项有代表性的全国人口健康普查显示，头晕终生流行率为30%，其中前庭性头晕约占24%，前庭性头晕的终生流行率为7.4%，1年流行率为4.9%，1年的发病率为1.4%；老年人发病率是年轻人的3倍。一项基于西班牙的人口学研究证实，当地人的头晕发病率为0.76%。意大利在开放人群中调查了726名35～60岁的参与者，发现头晕的患病率为30%，且女性多于男性。Neuhauser和Lempert报道，头晕在成人中1年的患病率为5%，发病率为1.4%，且随年龄的增长呈上升趋势；女性是男性的2～3倍。前庭性头晕的患病率为4.8%，发病率为1.4%，超过一半的前庭性头晕患者被误诊。日本Sekine等报道的头晕患者中，外周性前庭疾病占65%，中枢性前庭疾病占7%。Kroenke等报道，周围性头晕占44%，中枢性头晕占11%，精神性头晕占16%，其他占26%，不明原因占3%。Gopinath等报道头晕的患病率为36.2%，其中前庭性疾病占10%，非前庭性疾病占14.2%，其他原因不确定。Karatas.E等人的研究表明，约1/4的头晕患者为中枢性疾病所致。

目前，国内有关头晕的大型流行病学数据是徐霞等人采用按容量比例概率抽样法对江苏省10岁以上常住人群的调查，实际应答人数6333例，应答率92.4%；被调查人群中，头晕的总体患病率为4.1%；头晕患病率在整个人群中随年龄的增长呈上升趋势，60岁以上的老年人群，头晕患病率为7.1%。因该调查系对自然人群抽样，年龄跨度大（10～93岁），考虑到应答的正确性，调查将时间限定为过去1年，所以患病率较其他报告偏低。李宗华等人采用分层整群随机抽样法，对西安市1567名中学生进行头晕流行病学调查，数据结论为：该人群中头晕的总体患病率为5.6%；MP3/MP4使用、失眠、耳疾史及耳毒性药物应用史是头晕的危险因素。季伟华等人的回归性分析3270例头晕专科门诊患者资料，结论为：外周性前庭疾病占34.1%，是头晕最常见的病因，而其中耳石症比例高达83.87%；从病因上看，中青年以外周性前庭疾病为主，而老年则以中枢性疾病为主。

通过以上的数据我们可以看到，头晕在人群中的患病率不低，且每个人头晕的原因不尽相同。

第二节　头晕的感觉是怎样的？

无论在门诊还是在日常的科普工作中，患者说最多的是："医生，我头晕！"那么，头晕是一种什么样的感觉呢？

头晕的表现多种多样，是临床非常常见的一种症状。它可以表现为昏昏沉沉、头脑发胀、头重脚轻、身体摇晃、头部摇晃，有的还会合并面色苍白、出汗、耳鸣、眼花、血压剧烈波动、走

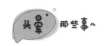

路不稳、饮水呛咳等。

头晕我们可以分为头昏和眩晕两种。

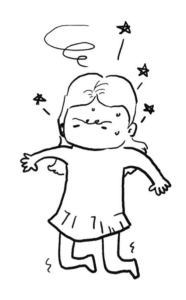

一、头昏

简单地说，比如，我们晚上没休息好，或者是血压有些高的时候那种昏昏沉沉、头脑发胀的感觉，我们一般会描述为头昏。这种昏沉感可能会持续数天到数年不等，但不影响患者的生活和工作。因此，头昏多数是患者自己的感觉不适，很少有周围物体的旋转感。

二、眩晕

眩晕，多数会有周围的旋转或者自身的旋转感，我们又将它分为以下两种。

（一）周围性眩晕

一般不是脑部疾病导致的，所以我们叫周围性眩晕，这种眩晕有 5 个特点。

1. 个人感觉剧烈地旋转，持续时间短，一般数秒或者数小时；体位改变或仅头的位置出现变化，即可以使眩晕出现或者加重。

2. 眼球会出现震颤（简称眼震），我们专业医生在检查的时候，会让患者双眼跟随检查的手指四处活动，就是在观察眼震。周围性眩晕引起的眼震一般和眩晕同时存在。

3. 平衡感出现问题，多会出现站立不稳，向左右等方向倾倒。

4. 出现一些自主神经受损的症状，如剧烈的恶心、呕吐、出汗等。

5. 多数会伴有耳鸣和听力障碍。

（二）中枢性眩晕

这一般都是脑功能受损导致的，所以我们叫中枢性眩晕，这种眩晕也有 5 个特点。

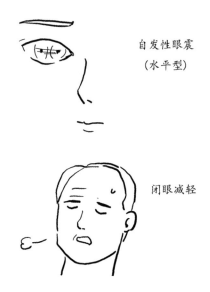

自发性眼震
（水平型）

闭眼减轻

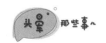

1.眩晕程度相对比较轻，不是那种天旋地转的感觉，有的人可能会描述为头昏，闭眼后症状可以减轻，多数与头部或体位改变没有关系。

2.眼球也会出现震颤，但是这个震颤会比较明显、粗大，非常容易观察到。

3.平衡感也会出现问题，如向一侧站立不稳。

4.很少合并耳鸣或听力障碍等。

5.多数会伴脑功能损害的症状，如看东西重影、饮水呛咳、半身感觉减退、眼歪嘴斜等。

第三节　头晕是一种病吗？

头晕不是病，而是临床上一种很常见的症状。

眩晕是头晕最常见的分类。虽然头晕和眩晕有时可以互换使用，但眩晕描述了一种特殊的感觉，被认为是头晕的一种广义症状表现。

头晕是一种症状，由各种不同的病因引发，但有些病因很常见。一项关于门诊接诊的前瞻性研究发现，与头晕相关的前庭神经炎是导致持续头晕的最常见原因，约占 40%；大约 25% 的头晕患者属于其他类型的晕厥前期、失衡或多因素引起；大约 15% 的人有精神上的原因；大约 10% 有一个主要原因；剩下的 10% 有一个不清楚的病因。在老年人中，脑卒中是导致头晕的主要原因，且酒精和一些药物也被认为是造成头晕的原因。直立性低血压也会引起头晕，某些药物会加重这些症状。可能引起各种头晕的药物有抗癫痫药、抗高血压药、抗生素（如氨基糖苷类）、抗糖尿病药、镇静剂、治疗精神分裂症的药物、皮质类固醇、阿司匹林和利尿剂等。

眩晕被描述为一种运动错觉，可以随着患者位置的变化或者静止时而表现出来。眩晕主要包括周围性和中枢性两个类型，也有混合性眩晕，约 90% 的眩晕病例属于周围性眩晕。

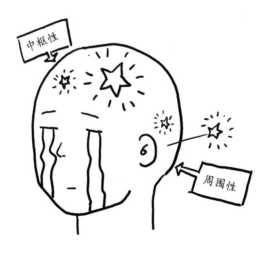

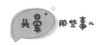

第四节　头晕和晕厥是一回事儿吗?

　　头晕和晕厥都是常见的临床症状，要弄清它俩到底是不是一回事，从各自的定义便知分晓。值得注意的是，头晕的症状分类差别甚大，就连在前庭疾患国际分类中也有提到。更糟糕的是，用于描述头晕和眩晕这些核心性前庭症状的术语的定义都存在问题。即使只讲英语的国家，"眩晕"这个术语在患者、全科医师，甚至耳科医师间都有着不同的含义。其实不同的地域、宗教、文化、职业背景、生活经历等差异对症状叙述都有很大的差别，难以统一。加之有 2000 多种原发性或继发性的因素能导致头晕，临床与之相关的综合征也达 300 多种。故临床工作中应该提倡原汁原味地记载患者所言。然而不管怎么说，头晕是因机体对空间定位障碍而产生的一种运动性或位置性错觉，患者自我感受到性质相异、程度不同的全身或头部不适，绝大多数无跌倒和意识障碍。

　　晕厥则是指一过性全脑血液低灌注导致的短暂性意识丧失，并伴有跌倒，特点为发生迅速、一过性、自限性，并能够完全恢复。当然，有些患者仅有晕厥先兆症状，并没有意识丧失和跌倒，这种情况目前大多归类于头晕的晕厥前状态。

　　由此可见，头晕和晕厥并不是一回事儿。我们既不能被带入

"陷阱"主诉，也不能固守陈旧，甚至错误观念，更不能一味赶时髦滥用概念，随意"蹭新"。

第五节　头晕有先兆吗？

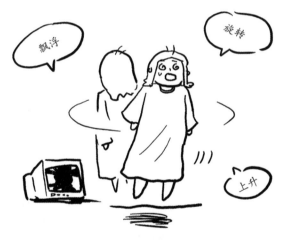

　　头晕是平衡系统功能出现障碍所导致的一系列症状，主要表现为不稳感、旋转感、飘浮感、上升或下降感等。患者就医的时候往往表达模糊，头晕以蔽之。因此，对以头晕为主诉或主症的患者，需要仔细收集病史，确定其原发病，才能针对病因进行正确治疗。

　　头晕前是否有先兆，需要我们考究一番。

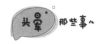

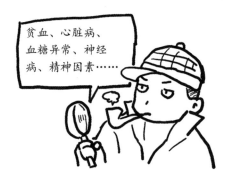

贫血所致的头晕者，常伴有心慌，查体往往有黏膜、皮肤苍白的体征，心率往往偏快，血常规检查有红细胞和血红蛋白等指标的减低；心脏病或心律失常导致的头晕者，多有心脏病或心律失常的病史，除了头晕之外，往往有胸闷、胸痛、气紧或心悸的表现；体位性低血压所致的头晕者，往往由卧位或蹲位突然站起时出现头晕，坐位或卧位时头晕症状可缓解，严重时可出现晕厥；高血压所致的头晕者，可伴有恶心、呕吐、头痛等症状，测量血压可见血压的异常升高；低血糖所致的头晕者，多有糖尿病史，或正在口服降糖药物或注射胰岛素，除头晕外还可有冒冷汗、心悸等症状，测量血糖值可明确诊断；药物所致的头晕者，有明确的药物使用史，停用药物后头晕症状可逐渐缓解；某些人夜间经常打呼噜，反复出现呼吸暂停和/或低通气，造成低氧血症、高碳酸血症，血氧含量下降，大脑供血、供氧受到影响，醒来后常有程度不同的头晕、疲倦、乏力；有些老年人清晨起床在排尿过

程中或排尿后突发头晕、恶心、上腹不适、面色苍白、肢体发软等症状；此外，睡眠不足、情绪压抑等都可能诱发头晕。因此，想要了解头晕的先兆，最重要的是明确病因。

第六节　什么人容易头晕?

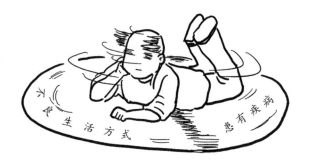

　　首先，是患有一些疾病的人，包括：全身性疾病，如发热、高血压、贫血、心律失常、心力衰竭、低血压、药物中毒、尿毒症、哮喘、某些药物等；前庭外周疾病，如耳石症（良性位置性眩晕）、梅尼埃病、前庭神经炎等；中枢系统疾病，如前庭神经核、脑干、小脑和大脑颞叶的肿瘤、炎症、外伤，小脑出血及梗死。

　　其次，是长期存在不良生活习惯的人，如熬夜、坐姿不良、便秘、饮食不规律等。

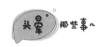

最后，是长期处于不良工作环境的人，如长期接触刺激性气体、高空作业、高噪音、强振动等。

第七节　头晕与年龄有关系吗？

头晕的发病随年龄的增长而增加，故老年人群高发。

大部分的头晕是脑部血液循环不好引起的，一般见于40岁以上的中老年人比较多，尤其是有高血压、糖尿病、高脂血症、吸烟史等危险因素的人群，同时它们也容易引起脑动脉硬化、狭窄。

年轻人头晕，主要是因为工作压力大、精神紧张、疲劳、睡眠不足、焦虑，以及存在不良生活方式，包括久坐不动、长时间玩手机、熬夜、嗜烟酒等。此种头晕通过改善生活方式，辅助口服改善睡眠、调理情绪的药物等，往往可以治愈。

以上不管是中老年人还是年轻人，

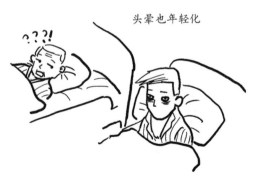

头晕也年轻化

如果有头晕症状，首先应该去医院进行相关检查，如果头晕伴有肢体活动受限、言语不利、饮水呛咳等，就要做头部 CT、MRI 等，排除心、脑血管疾病，因为现在心、脑血管疾病越来越年轻化，年轻人也不能忽视。

头晕的病因繁多、表现多样，如何根据临床特征，在繁忙的医疗工作中快速筛选及诊断就显得非常重要。

第八节　头晕与性别有关系吗？

头晕的主要原因是脑部的供血、供氧或者参与脑细胞能量代谢的物质缺乏，影响脑细胞的正常生理代谢，导致脑细胞的功能出现了问题，有些心理的原因或劳累导致神经功能失调也可能会产生头晕。因此，头晕本身与性别无关。

第九节　头晕与吸烟有关系吗？

大家都知道吸烟有害健康，可是很多人明知故犯，抵抗不住

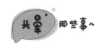

烟的诱惑，还出现了吸烟后头晕的症状。那么，吸烟和头晕有关系吗？答案是肯定的。下面我们就具体了解一下吧。

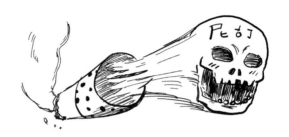

一、吸烟为何会头晕？

1. 尼古丁中毒：肺是氧气进入血液的重要器官。当大量的尼古丁被吸入肺部时，血液无法获得足够的氧气，这将减少脑部的氧气含量，造成缺氧，出现头晕。

2. 第一次吸烟导致：初学者或不吸烟者，如果一次吸烟过多，溶解在血液中的尼古丁会使吸烟者产生毒性反应，造成脑部短暂缺氧，也就是我们常说的醉烟。

3. 缺氧：点燃的香烟中含有 CO，会在肺泡中和红细胞结合，CO 和红细胞结合的效率是 O_2 的 200 倍，而红细胞的数量是有限的，因此，吸烟会使身体缺氧，大脑缺氧则会产生短暂的头晕。

4. 损伤血管内皮：吸烟可损伤血管内皮，干扰血脂代谢，促进血小板聚集，加速动脉硬化的发生，引起大脑缺血缺氧，头晕严重者还会出现脑卒中。

二、吸烟头晕该如何缓解呢?

1. 如果在第一次吸烟的时候感到头晕, 一定要停止吸烟。

2. 如果吸烟后头晕的症状非常严重的话, 应该及时就医。因为吸烟后头晕表示身体可能已经出现了某种疾病, 就医做检查能得到及时诊断和治疗。

3. 多运动, 去呼吸一下新鲜的空气, 增强自己的体质。

4. 最有效的方法就是尽早戒烟, 扔掉一切吸烟工具, 并接受家人和朋友的监督。

吸烟是一种不健康的生活方式, 为了健康, 大家要尽量少吸烟或尽早戒烟。

第十节 头晕与喝酒有关系吗?

在酒文化盛行的中国, 很多人都喜欢饮酒, 高兴的时候喝酒, 苦闷的时候喝酒, 谈生意的时候喝酒, 聚会的时候也会小酌一杯。但是有些人饮酒后会出现头晕的现象, 这是怎么回事呢?

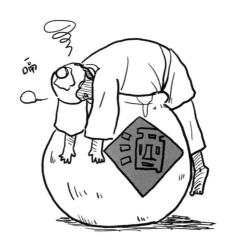

一、酒后头晕的原因

1. 酒精可抑制抗利尿激素的分泌，导致大量排尿，人体水分大量丢失，脑细胞一旦脱水就会导致口渴和头晕。

2. 饮酒会引起血糖降低，脑细胞一旦缺乏能量供应，便出现头痛、头晕的症状。

3. 酒精可对人体小脑的平衡功能产生抑制和麻醉作用，导致一部分人酒后出现头晕、走路不稳、言语不清等。

4. 当饮酒过快、过多，对酒精的吸收率高于排泄率时，血液内的酒精浓度逐渐上升，上升到一定程度就会引起前庭功能障碍，诱发头晕。

5. 许多酒中含有高浓度的组织胺、儿茶酚胺类物质，会刺激交感神经释放肾上腺素，导致血管收缩和血压升高，从而出现头晕。

二、如何缓解酒后头晕呢？

1. 食物缓解，酒后可以喝浓的酸奶、蜂蜜、茶等，利用渗透性利尿的原理抑制酒精的吸收，同时可以分解乙醇和乙醛。

2. 头晕症状比较严重，可以服用氢氯噻嗪或者呋塞米等利尿药，加速体内的酒精、乙醇和乙醛随尿液排出。

3. 用药物盐酸纳洛酮静脉输液，可以起到迅速缓解头晕的作用。

预防酒后头晕最有效的方法就是少喝酒或者不饮酒，如果有特殊场合必须喝酒，可在饮酒前喝些纯牛奶、酸奶、蜂蜜水和红糖水，吃点面食、豆制品或动物肝脏，这样在胃部形成一层特殊的"保护膜"，防止酒精过快进入血液。

过量饮酒危害健康，所以在饮酒的时候一定要控制好量，不要贪杯。

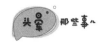

第十一节　头晕与喝茶有关系吗？

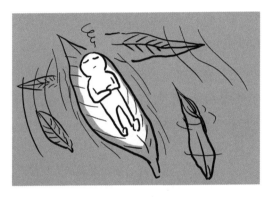

喝茶后头晕可能由以下几方面原因导致的：

1. 茶叶中的茶多酚会使脑部毛细血管过度扩张，因此，造成一些大血管供血不足，从而导致头晕，甚至头痛等症状。

2. 低血糖。因为空腹饮茶，茶叶中的咖啡碱会刺激胃黏膜收缩，引发一过性的低血糖，因此，会有头晕而伴随视物不清、心悸、心慌、出汗等症状。

3. 心律不齐、心动过速等。这是因为茶叶中的茶多酚会扩张心血管，引起心律失常、心肌收缩速度增快、心动过速，心脏大动脉亦会供血不足，从而诱发头晕。

同样是一起喝茶，有的人容易头晕，而有的人就没事，这也跟个人身体状况和适应程度有关。

1. 平日很少喝茶的人，稍微多喝茶就可能过量，身体不耐受而产生头晕的症状。

2. 平日喝温和的茶类，如红茶、武夷岩茶、熟普洱茶等，多酚类、咖啡碱含量相对较少，突然改喝比较刺激的茶，如绿茶或生普洱茶，又喝得过量，自然就容易有眩晕感了。

3. 空腹时茶喝多了，肠胃会因为茶汤的刺激而不舒服，还容易出现类似低血糖的状况。

第十二节 头晕与喝咖啡有关系吗?

喝咖啡有时候也是会引起头晕的。

饮用咖啡后出现头晕，首先考虑咖啡成分及饮用咖啡的方式。

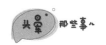

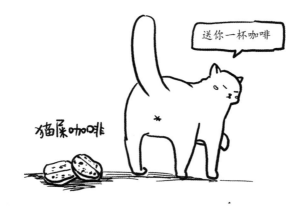

第一，咖啡会对我们的胃产生一定的刺激，在空腹的情况下饮用咖啡会导致交感神经兴奋，继而使全身血管收缩，引起脑供血不足，从而出现头晕、恶心的症状。

第二，咖啡中含有一定量的咖啡碱，咖啡碱是兴奋中枢神经系统最常用的一种黄嘌呤制剂，每天喝大量咖啡会导致咖啡碱摄入过多，增加机体代谢负担，进而影响脑部的血液供给和神经功能，进而刺激脑神经，引起过度兴奋，出现头晕、恶心等症状。

第三，咖啡里面也含有咖啡碱和一些其他的物质，这些会降低血糖。如果出现头晕的现象，有可能是低血糖引起的，患者还会出现心慌等症状。因此，在喝咖啡的时候，可以适当吃一些蔬菜和水果，补充体内的碳水化合物。

第四，喝咖啡还会促进肾上腺素分泌，会使心跳加快、血压上升，患者往往会出现紧张、急躁、肢体不自主地颤抖、头晕等。

第十三节　头晕与喝饮料有关系吗？

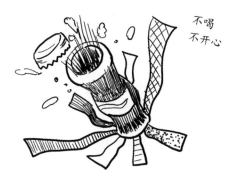

不喝
不开心

　　头晕和喝饮料之间没有直接的联系，但是有一些饮料喝多了，也可能会引起头晕的症状，所以应该引起重视。

　　喝完奶茶以后出现头晕症状。这有可能是因为奶茶中添加了过多的添加剂，或者喝奶茶比较多才导致了头晕症状；如果平时血糖正常，而奶茶中糖分含量比较多，一旦饮用过多，有可能导致血糖异常，出现或者加重头晕的症状；如果是空腹的时候喝奶茶，因为奶茶对胃黏膜有一定的刺激作用，也有可能会导致恶心、呕吐、头晕等不适症状；喝奶茶以后头晕也有可能和血脂升高有关系，奶茶中的脂肪含量比较高，如果经常喝奶茶导致血脂高，也可以出现头晕症状。

　　长期喝碳酸饮料也会出现头晕、四肢无力、胸闷、气短等。

长期喝碳酸饮料会诱发低血钾，因为这类饮料中含有较高热量和葡萄糖，葡萄糖可以通过渗透性利尿和高胰岛素血症引起低钾，饮料中的碳酸成分也可以导致血钾降低。那么，低血钾有什么危害呢？正常血钾值为 3.5～5.5 mmol/L，血钾过高可使神经肌肉高度兴奋。反之，血钾过低则使神经肌肉麻痹。因此，大多数血钾过低的患者首先出现骨骼肌麻痹，出现四肢无力、头晕等症状。

一些含有酒精比较多的饮料喝得过多了，也可能会引起头晕，所以平时应该注意合理地饮食。

有的人喝了含有过多乳酸菌的饮料，可能会出现头晕，有的患者还可能伴有恶心和身体乏力的症状。

其实，很多饮料喝得过多都可能会导致身体不适，所以应该引起重视。平时多注意休息，保持充足的睡眠，可以有效缓解头晕。

第十四节　头晕与熬夜有关系吗？

这个世界上有一个东西是绝对平等的，那就是每个人每天都只有 24 小时的时间可以利用。而这 24 小时中，人们要拿出 1/3 也就是约 8 小时的时间来睡眠，以休养生息。如今，人们不再日落而息，入睡时间逐渐延后，尤其随着近几十年来电子产品日新月异的发展，人们的入睡时间也越来越晚，甚至很多人完全颠倒了"黑白"。

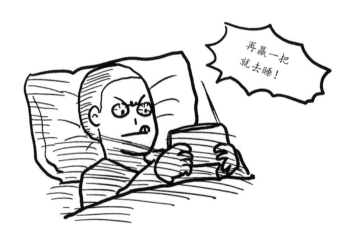

　　良好的睡眠能缓解疲劳，为机体积蓄能量。如果长期熬夜，睡眠时间减少，人体的自然节律被打乱，可能会导致生理不适，甚至引发各种疾病。"日出而作，日落而息"，这是人类适应环境所养成的习惯，但在当今社会，越来越多的人养成了熬夜的习惯，甚至"颠倒黑白"，对人体造成了巨大的伤害。众所周知，经常熬夜既降低工作效率和生活品质，也影响身心健康。发表在《神经科学杂志》上的一项研究首次发现，睡眠不足对大脑造成的损伤，是无法通过补觉来修复的。

正常情况下，人的交感神经应该是夜间休息，白天兴奋，以支持人一天的工作。而熬夜者的交感神经却是在夜间兴奋，熬夜后的第二天白天，交感神经就难以充分兴奋了。这样人在白天会疲劳，没有精神，头痛脑涨，记忆力减退，注意力不集中，反应迟钝，免疫力下降，健忘及头痛等问题也随之而来，时间长了，就会出现头晕等不适。专家建议，如果为了工作不得不熬夜，每周最多一两次。另外，夜班族白天最好充分休息，不要在白天又安排其他工作。

通过合理的睡眠来改善精神状态，对头晕症状的缓解才最有帮助。

同时，夜间长时间超负荷用眼，会使眼睛出现疼痛、干涩、发胀等问题，甚至使人患上干眼症。眼肌的疲劳还会导致暂时性的视力下降。如果长期熬夜、劳累，还可能诱发中心性浆液性脉络膜视网膜病，使人出现视力模糊、视物变形、扭曲，有些患者就会出现头晕等不适。

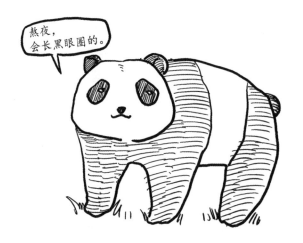

熬夜会扰乱生物钟，造成神经系统功能紊乱，特别是心血管疾病患者更要注意。熬夜时人处于应激状态，会造成血管收缩异常，再加上熬夜辛苦和疲劳，极易引起血压升高或心血管意外的发生。现代研究发现，规律的作息可以使人体内分泌保持平衡健康的状态，从而维持人体各个器官处于一个稳定的环境中。而熬夜会打破这一规律环境，引发内分泌紊乱。有科学家对长期熬夜和规律作息的人群做了对比，发现经常熬夜的人体内各种激素的分泌量比规律作息的人高出50%。特别是肾上腺素和去甲肾上腺素尤为明显，这会导致人体血管更大幅度地收缩，从而威胁人体心、脑血管健康，而血压不稳，甚至较高的状态都会直接造成头晕。

如果你是经常熬夜的人，还要补充合理的营养，尤其要多吃一些富含维生素A的食物，如动物的肝脏、胡萝卜、芒果、红枣等。

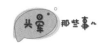

维生素 A 具有护眼的效果，可以防眼干、夜盲症等。维生素 B 也是视觉神经的重要来源之一，也可以多吃一些含有丰富维生素 B 的食物，如芝麻、大豆。如果维生素 B 不足，容易造成眼睛疲劳。如果在不得已熬夜的情况下，多吃一些富含维生素 B 的食物，也可以对眼睛进行适当的补救。

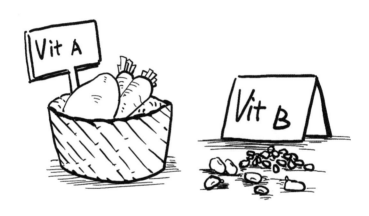

第十五节　头晕与性生活有关系吗？

性生活时头晕考虑有以下两种原因。

1. 由于房事可以引起中枢神经过于兴奋，从而引起血压暂时性升高，血压升高就会导致头晕。这就是一些重度高血压患者不建议有激烈性行为的原因所在。

2. 由于性生活本身就有一定的活动量，再加上精神过于兴奋，就会导致心率增快，使全身血液循环加速。如果原本就有心、脑血管疾病的人群，性生活就容易发生头晕了。

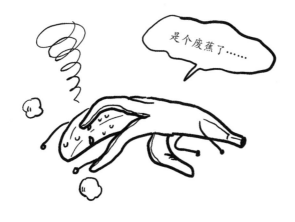

同房后身体过度劳累、神经过度紧张、心和肺血液充盈，可导致大脑供血不足，引起头晕；性生活次数比较频繁也会引起这种症状；还有就是，进行性生活的环境空气不流通同样可以引起头晕。

建议性生活之前要调整一下心态，不要太兴奋，也不要吃太多东西，运动幅度不要太大。平时要注意休息，适当进行锻炼，增强体质，比如，进行一些有氧运动。此外，也要控制性生活的次数。

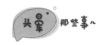

第十六节 头晕与体型有关系吗?

目前认为,头晕与体型虽然没有直接的关联,但我们也应该认识到,体型偏胖的人们有更高的概率出现睡觉时打鼾,也就是我们常说的打呼噜。打呼噜虽然看起来是件小事,但实质上,它与头晕有着不可分割的关系。很多人认为打鼾是因为睡得香,这种观点是错误的。

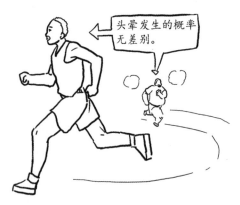

头晕发生的概率无差别。

中国大约有 1.5 亿人次会出现睡觉时打鼾的情况,而且会随着年龄的增长而加重。一般来说,打鼾这种情况,男性发生的概率是女性的大约 2 倍。河南中医学院第一附属医院耳鼻喉科副主任医师张治成说:"打鼾是一种病态,它是睡眠时上气道存在狭窄的标志。"有研究表明，每 4 个中重度打鼾的人中就会有 1 个被诊断为睡眠呼吸暂停低通气综合征。在睡眠过程中，不断地出现呼吸不畅，就可能造成患者的鼻部通气量不足。

睡眠呼吸暂停低通气综合征是睡眠过程中反复发生上气道塌陷，从而导致频繁的呼吸暂停或通气量减少的一种睡眠呼吸障碍性疾病，一般由鼾声响亮、短暂气喘及持续 10 秒以上的呼吸暂停交替组成。呼吸暂停时，口鼻气流停止，但胸、腹式呼吸仍存在。在肥胖者中，打鼾者尤其多。

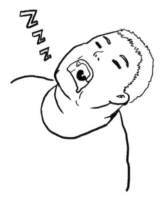

肥胖患者容易
发生呼吸暂停

男女肥胖人群中，习惯性打鼾率分别高达 52.2% 和 34.2%，体重指数每增加 1，习惯性打鼾的风险增加 19%；腰围每增加 1 cm，习惯性打鼾风险就增加 6%。此类患者，由于睡眠过程中会造成间歇性低氧、二氧化碳潴留，破坏正常的睡眠结构，使睡眠效率降低，从而会引起全身多器官的损害和疾病。例如，会引起或加重高血压、冠心病、顽固性心律失常、心力衰竭、2型糖尿病、胰岛素抵抗、脑卒中、妊娠高血压等。由于夜间睡眠结构受到破坏、睡眠效率下降，白天还会出现不可抗拒的嗜睡、记忆力下降、注意力不集中、开车打盹儿等，尤其会出现头晕等不适。

肥胖的人因咽壁肥厚、软腭肥大、悬雍垂粗大、舌体增宽、咽腔狭小，在睡觉的时候会出现咽肌松弛、软腭塌陷、舌体后坠，气道则会受阻、呼吸不畅而发生鼾声，所以肥胖与打鼾是一对"难兄难弟"。总之，肥胖者咽部周围软组织增生肥大，入睡后易阻塞气道而导致打鼾和呼吸暂停。此外，肥胖者内脏脂肪的过多积聚，上顶横膈，可影响横膈运动，妨碍上气道和肺脏的伸展。因此，减肥可以从根本上让打鼾得到有效缓解。

我们可以从侧面了解到，体型肥胖的患者相较体型偏瘦的患者，更有可能患有睡眠呼吸暂停低通气综合征，从而增加头晕的概率。

第十七节　头晕与心脏病有关系吗？

心脏病患者早期可能有头晕、眼前黑蒙、精神状态差、全身乏力等，主要原因是冠状动脉粥样硬化造成管腔狭窄，心肌收缩力减弱而引起头晕。其次是因为窦性心动过缓、心房颤动、阵发性心动过速、室颤、窦性停搏等心律失常导致脑内血流下降，脑部急性缺血缺氧，出现急性脑血管意外。

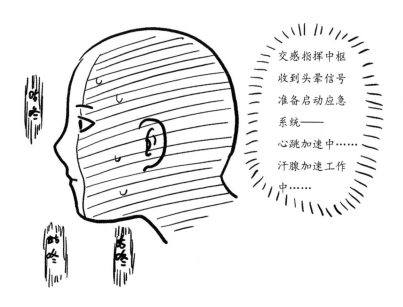

建议头晕患者化验心肌酶谱，做动态心电图、心脏超声等检查，必要时行冠脉 CTA（计算机体层摄影血管造影）或冠脉造影评估血管情况，以及时、有效地防治心脏病，降低脑卒中的发生率。

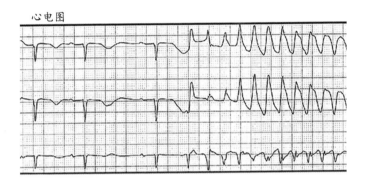

心电图

第十八节　头晕与脑卒中有关系吗?

　　头晕作为一种常见的临床症状，是神经内科门诊患者非常常见的主诉，而同一头晕的患者就诊耳鼻喉科、心内科、中医科等不同科室，诊断结果也不尽相同。目前，在病因诊断上有着很多的混乱，所以病史采集至关重要，可以通过问诊得出初步诊断。比如，脑血管意外可以导致头晕，然而头晕未必都是脑血管意外所致。

　　头晕的临床诊断首先要排除小脑脑干引起的中枢性头晕。典型性头晕常合并神经功能缺损症状及定位体征。在体格检查时，以下表现提示中枢性病变：视野缺损或模糊、复视、眼球活动障碍、言语障碍、吞咽困难、饮水呛咳、共济失调、意识障碍。如出现以上症状，应立即就医行头颅影像学检查，排查是出血性病变还是缺血性病变，当排除出血性病变后可在发病 3 ～ 4.5 小时行静脉溶栓治疗。而有部分头晕患者不伴有神经系统定位症状和体征，为不典型性头晕，称为孤立性头晕，这种患者往往易被误诊或漏诊，耽误病情，甚至造成不良后果。

第十九节　头晕与糖尿病有关系吗?

要维持脑功能的正常活动，取决于血中氧、葡萄糖的含量及脑血流量。因此，糖尿病患者遇到头晕时，不一定就是低血糖。患者因不同病因、血糖下降的速度与程度、个体反应性和耐受性而表现出多样化。糖尿病与微血管或大血管有密切联系，其发生头晕的可能性是一般人群的好几倍。

一、低血糖

首先，当血糖低于 2.8 mmol/L，认为血糖过低，脑细胞不能利用血糖供能，导致脑细胞缺氧，引起脑代谢障碍，触发交感神经过度兴奋，释放大量肾上腺素，表现为心慌、出汗。

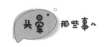

其次，因神经低糖症引起脑功能障碍，表现为头晕、反应迟钝，严重者可表现为昏迷、抽搐、躁狂。特别是夜间低血糖发生率较高，故患者应定期监测夜间血糖情况，并进一步寻找病因，如胰岛素瘤、肾上腺皮质功能减退症、严重的肝病、胰岛素使用或口服降糖药过量或用药后进食过少、酒精中毒、严重营养不良等。

改善低血糖引起的头晕，轻者可口服糖水、糖果或吃含糖分高的食物，重者可静脉滴注葡萄糖，并密切监测血糖，至病情完全稳定为止。

二、高血糖

当出现应激创伤、感染、呕吐、腹泻、脑血管意外、严重肾疾病、进食大量含糖分高的食物、突然中断胰岛素治疗时，均可致糖尿病患者的血糖在短时间内突然升高，使患者出现头晕或加重头晕症状，还会出现恶心、呕吐等。严重时可出现精神症状，如嗜睡、幻觉、定向障碍、上肢拍击样震颤、代谢性酸中毒，以及实验室化验尿糖及尿酮均为强阳性。

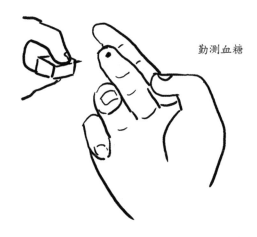

勤测血糖

第二十节　头晕与高血压有关系吗?

　　大多数高血压患者起病缓慢、渐进，早期常表现为头晕、头痛等，很多患者在初期从未检测血压，在治疗期间也不知道自己的血压控制得是否正常，更不知道自己是否出现心、脑、肾等相关并发症。随着病情发展，当出现肢体麻木、无力、心前区不适、尿频等症状就医诊治时才发现是高血压。

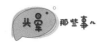

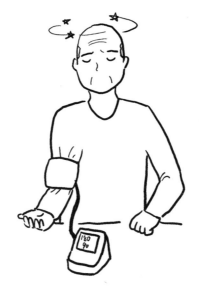

　　大多数老年人是原发性高血压，原因是高龄、动脉硬化等。而青年人出现高血压，除遗传因素外，还需考虑到继发性高血压，如嗜铬细胞瘤、肾动脉狭窄、原发性醛固酮增多症等。长期高血压使脑血管发生缺血与变性，形成微动脉瘤，甚至出现脑出血。

　　此外，当过高的血压突破了脑自身调节范围时，脑组织血流灌注过多会引起脑水肿，称为高血压脑病，除头晕外，还表现为头痛、呕吐、意识障碍，甚至昏迷。建议高血压患者定期到门诊检查尿常规、眼底及心脏超声。

第二十一节　头晕与痛风有关系吗?

痛风是一种长期嘌呤代谢障碍, 血尿酸升高引起组织损伤的一种代谢性疾病, 属于关节炎的一种。其临床特点是: 高尿酸血症、急性关节炎反复发作、痛风石形成、慢性关节炎和关节畸形, 以及在病程后期出现尿酸结石和痛风性肾实质性病变。痛风主要累及关节, 一般发作部位为大拇指、膝关节等, 表现为关节的红、肿、热、痛等, 和头晕的关系不大。但由于痛风长期反复发作导致剧烈疼痛、睡眠障碍、精神抑郁的人可能会伴发一些躯体症状, 有的人会有头晕的症状。

痛风患者的头晕并不一定是痛风这个疾病造成的, 一些同时患有其他疾病的痛风患者也可因其他疾病造成头晕。另外, 一些痛风患者采用盲目控制饮食方法进行减肥也可能引起头晕。很多都不是痛风本身造成的头晕。因此, 当痛风患者出现头晕症状时, 一定要及时就医, 在治疗原发病的同时积极查找头晕的原因, 切不可自行诊断及盲目治疗。

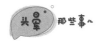

第二十二节　头晕与血脂有关系吗？

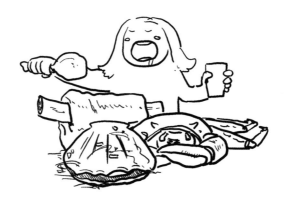

　　血脂高一般没有头晕等临床症状。但长期的高脂血症就像一个无声杀手，它会引发血管、重要器官的病变，从而诱发相应的症状，如头晕，其主要原因是血黏稠度增加、血流速度缓慢，造成脑动脉粥样硬化，严重者出现脑血管的狭窄或闭塞。当这种情况发生在供应小脑或脑干的血管时，就会引起小脑、脑干供血不足。除了头晕，患者还表现为恶心、呕吐、共济失调等，以及吞咽困难和饮水呛咳，此时一定要到神经内科检查是否发生脑血管的病变。当然，如果还没有出现血管的病变，仅仅是血脂升高，一般没有症状。

　　但也有少数血脂很高的患者可能会出现头晕症状，主要是因为患者的血液成分发生了变化。众所周知，血液中血红蛋白携带氧气，参加人体代谢。当血脂很高时，其携氧、血液运输及代谢的能力会下降，所以患者会有头晕的症状。当然，这种情况所致的头晕可能性较小。

因此，头晕患者合并高脂血症时，在积极控制血脂的同时一定要排查是否存在脑动脉硬化及其他可能引起头晕的原因，如前庭功能障碍、严重睡眠不足等，从而针对性地治疗头晕。

第二十三节 头晕与药物有关系吗？

头晕与药物的关系较为复杂，以下我们就简单说一说头晕与药物的关系。

如果之前没有头晕的病史，是在服用药物之后出现头晕，首先，要看具体服用的是什么药物；其次，需要注意是否为药物说明书上的"不良反应"或药物过量引起的；最后，需要咨询医生或药师，是否药物影响到了脑部的供血而导致了头晕。这种情况下，首先建议停药，注意休息，清淡饮食，多喝水，促进药物的排泄，同时监测血压、心率、呼吸频率等生命体征。如果经过上述处理，头晕仍然不缓解，需要进行检查、治疗。如果是药物过量引起，

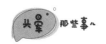

需调整用药剂量；如果是药物的不良反应，如不能耐受，需更换药物；如果是其他器质性疾病引起的头晕，如椎－基底动脉供血不足、梅尼埃病等，则需要进一步对症治疗。

第二十四节　头晕与同型半胱氨酸有关系吗？

头晕与同型半胱氨酸并无直接联系。

许多细心的患者可能会发现，检查头晕的化验单上多了一项同型半胱氨酸。为什么呢？因为研究证实，高同型半胱氨酸血症可以作为一种心、脑血管疾病独立性危险因素，尤其是冠心病、脑卒中。

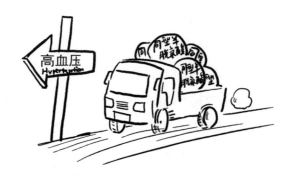

同型半胱氨酸在国际上被称为 H 元素。有研究表明，有 75% 的高血压患者都有同型半胱氨酸浓度升高，故被称为 H 型高血压，这种高血压患者更容易患冠心病及脑血管疾病。换句话说，同型半胱氨酸浓度高者患上冠心病、脑血管疾病的概率会明显增高。

那么，同型半胱氨酸到底是一个什么样的指标呢？同型半胱氨酸是一种含硫氨基酸，为蛋氨酸和半胱氨酸代谢过程中产生的重要中间产物，是与维生素 B_{12}、维生素 B_6、叶酸的代谢相关的血生化指标，在正常情况下一般维持在较低水平。但在日常生活中，由于原发性和继发性原因，会影响血同型半胱氨酸代谢，导致浓度堆积而升高，称为高同型半胱氨酸血症。随着同型半胱氨酸浓度的升高，产生的超氧化物和过氧化物可以导致血管内皮细胞损伤和低密度脂蛋白氧化，造成血管平滑肌的持续性收缩及缺氧，从而加速动脉硬化的过程。如果引起脑血管的动脉硬化，尤其是脑干和小脑的动脉硬化，就会引起患者的头晕症状。

影响同型半胱氨酸浓度的主要因素是遗传和食物营养缺乏。前面说到，同型半胱氨酸代谢中需要维生素 B_6、维生素 B_{12}、叶酸等物质。若上述物质摄入量不足，则会导致同型半胱氨酸浓度升高，通过科学、合理地饮食或者增加摄入 B 族维生素和叶酸，就可以降低血浆中的同型半胱氨酸浓度，改善头晕。

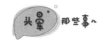

第二十五节　头晕和头痛有关系吗？

　　头晕和头痛是神经内科常见的两种症状，二者可同时出现，也可以单独出现。超过 50% 的头痛患者伴有头晕症状。

　　如果患者经常头晕，可能是脑供血不足，多发生在贫血、高脂血症、高血压、糖尿病患者中，尤其平时抽烟、喝酒，并有动脉硬化的患者中容易出现。

　　神经内科常见的脑卒中，尤其是出血性脑卒中，患者多可出现头晕、头痛并存。但缺血性脑卒中患者，一般头痛相对少见。

　　偏头痛，是临床常见的原发性头痛，其特征是发作性、多为偏侧、中重度搏动样头痛，一般持续 4 ～ 72 小时，可伴有恶心、呕吐，声、光刺激或日常活动均可加重头痛，处于安静环境或休息后可缓解头痛。也有的偏头痛患者出现前庭症状，如视物旋转、视物模糊、站立不稳、眩晕等，这一类患者也就是我们说的前庭性偏头痛。

第二十六节 头晕与情绪的关系

头晕在生活中很常见，很多人都出现过这种症状，而且去医院就诊的头晕患者也不少。其中有这么一些患者反复头晕不适，辗转就医、多次检查均没有明确的结论，吃药、打针的效果也不好，患者很苦恼，同时内心也焦急、恐慌不已，总担心得了什么不治之症。这部分患者很可能患上了精神性头晕，其中的原因就是不良情绪在作怪。头晕虽然很常见，但原因却多种多样，如前庭耳科疾病、神经疾病、心脏及血管疾病、精神心理疾病等。因此，头晕可能是由于身体上和头晕有关的器官出现了问题，也可能是剧烈的头晕症状后继发了恐惧心理，导致"杯弓蛇影"，还有可能仅仅是因为不良情绪所产生的躯体症状。前面一种情况我们称之为器质性病变，后面的两种情况我们叫作功能性障碍，医学上称之为"精神性头晕"。

情绪激动时造成头晕需要考虑到以下几种可能性。

第一，身体健康的年轻人，如果没有贫血、高血压这些症状，激动起来就出现头晕，有可能是一种精神因素造成的功能性头晕，往往情绪平静以后这种头晕就可以明显得到改善，这样的头晕没有必要担心。

第二，如果是老年人，原来有高血压或动脉硬化等疾病，情绪激动后造成头晕，需要考虑到急性脑血管病的可能性，这个时候应该去正规医院的神经内科详细检查，针对性地进行治疗，避免出现意外。

第二十七节　头晕为什么会心慌、出汗、血压高？

头晕可以横跨众多医学专业。随着诱发因素、发病情况、伴随症状、持续时间、发作频率等的不同，头晕的发病原因也不尽相同。换句话说，头晕可以由多种因素引起，包括疾病因素、药物因素、环境因素、生活方式等。而疾病因素中又包括多种常见或不常见的基础疾病，如耳石症、梅尼埃病、贫血、低血糖、偏头痛、脑梗死、脑出血、心肌梗死等。

头晕病因复杂，表现多样，应根据患者的发病情况、病史及体格检查，结合必要的实验室检查和影像学检查明确诊断。

当头晕伴有心慌、出汗时，可能是由于高血压、低血糖等疾病造成，当然，有不良生活习惯的健康人群也会发生。当患者有高血压这一基础疾病时，体内交感神经活性增加，继发水钠潴留、肾素－血管紧张素－醛固酮系统激活、胰岛素抵抗，这些机制综合作用可能导致颈外动脉扩张、心率代偿性增快等，使患者产生头晕、心慌、出汗等症状。此外，嗜铬细胞瘤可以引起继发性高血压，临床表现为阵发性血压升高或持续性血压升高，并伴有头晕、心悸、出汗等症状。正常人在大量吸烟、饮酒后，由于烟草、酒及代谢物在体内作用，同样会引起头晕、心跳加速、出汗、血压增高等症状。

总之，许多因素都会造成头晕等症状，而且这些疾病、危险因素又会相互影响。例如，吸烟是高血压等疾病的危险因素，而高血压又可以作为基础疾病造成继发性的脏器损伤，脏器损伤后反过来又会加重高血压。总而言之，人体是一个整体，体内各个系统、器官、细胞需要协同合作，一旦有一个出了问题，如果不加以医学干预，都可能造成难以预计的后果。因此，形成早睡早起、适度锻炼、戒烟限酒等良好的生活习惯，身体不适及时就医，可以非常有效地预防重大疾病的发生，也会减少或避免头晕的发生。

第二十八节　头晕为什么会恶心、呕吐？

当头晕伴有恶心、呕吐等症状时，可能是由于椎－基底动脉供血不足、梅尼埃病和晕动病等造成。血栓性闭塞多发生在基底

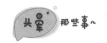

动脉起始部、中部，而基底动脉或双侧椎动脉闭塞是危及生命的严重脑血管疾病，可引起脑干梗死，出现头晕、恶心、呕吐症状。梅尼埃病的临床表现多样，常表现为反复发作的旋转性眩晕、听力丧失、耳闷耳鸣等。眩晕特点是旋转或摇摆感，可能伴随恶心、呕吐、出汗、面色苍白等，症状可持续 20 分钟至 24 小时，少数患者可出现其他不平衡感或眩晕模式，如倾斜错觉、跌落发作、活动头部时视物模糊、闭眼难立等。

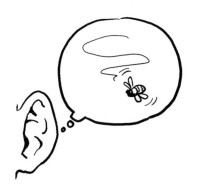

当代社会，随着生活水平的提高，越来越多的人患上"三高"（高血压、高血糖、高血脂），而这些都是造成血管内皮损伤的危险因素，当血管损伤后就会触动体内机制，形成稳定或者不稳定的血栓，其中不稳定的血栓会随血流到达身体各处，最后造成血管栓塞，而该支血管支配的组织会缺血、坏死，丧失功能。换句话说，一套管道系统内层损伤后会掉落一些大小不一的泥块，

这些泥块会随着水流方向移动，当遇到狭窄的管道时，会卡在这里，造成水流不通。因此，还是要强调大家注意规律生活、定期体检，早期发现危险因素并加以控制，从而预防疾病的发生。

第二十九节　头晕为什么会看东西重影?

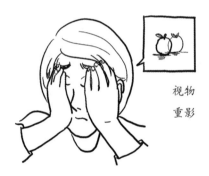

视物
重影

头晕伴有视物模糊可见于眼部疾病，如青光眼，也可见于脑循环缺血性疾病。椎－基底动脉供血不足的患者，可以出现小脑、脑干缺血的症状和体征，患者可以出现头晕、恶心、呕吐，也可以出现平衡障碍、共济失调、构音障碍、吞咽困难和饮水呛咳，有些患者也可能会出现眼球震颤和复视，复视的患者表现为看东西时有重影。

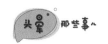

原发性闭角型青光眼患者，随着眼压升高，会逐步出现一系列青光眼表现，如复视、眼部胀痛、鼻根部酸胀、虹视、雾视等。严重者还会出现同侧偏头痛、头晕、恶心、呕吐，并伴有不同程度的视力下降，这是青光眼急性发作期的典型表现。

第三十节　头晕为什么会走路不稳?

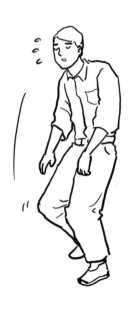

头晕伴有走路不稳，可能是由于高血压、耳源性疾病、小脑或脑干血管疾病等引起。为了辨清病因，第一步应监测血压，看看是不是由于血压偏高导致的上述不适。如果是这种情况，一般将血压控制在正常范围内，头晕、走路不稳的症状会慢慢缓解。第二步要排除耳源性疾病导致的上述不适，如梅尼埃病等。第三步还需要考虑脑血管意外，如小脑梗死、小脑出血。当出现走路不稳时，无论是否伴有头晕，都应该到神经内科就诊，完善相关化验检查，明确诊断。

第三十一节　头晕为什么会耳鸣？

内耳位在耳朵最深处，由颞骨包围着。其可分成两个部分：一个叫耳蜗，是听觉器；另一个叫前庭，是平衡器。因此，内耳又叫平衡听觉器。支配它的神经叫作平衡听觉神经，是第八对脑神经。

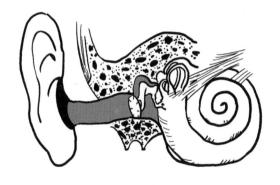

平衡和听觉两个风马牛不相及的东西怎会凑在一起了？在解剖学上，两者都浸泡在共通的内外淋巴液之中，因此，在临床症状上就产生一些复杂的关系。平衡障碍可能会导致听觉异常，也就是可能会有听力障碍、耳鸣等症状。所以内耳兼有听觉和感受位置变动的双重功能。故头晕也可以由耳部疾病引起，如中耳炎、

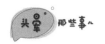

梅尼埃病、外伤、听神经瘤等，并伴有不同程度的耳鸣。

第三十二节 头晕为什么会脑鸣？

在现实的诊疗过程中，一部分头晕患者往往有脑鸣的现象，那什么是脑鸣呢？所谓脑鸣，就是听到自己脑内有奇怪的声音，大多像流水声或者马达轰鸣的声音，个别患者觉得像知了叫、汽笛声、风吹声或者其他的声音。而且脑鸣的患者会非常肯定地说："绝对不是耳鸣，那声音与耳朵不挨边，它在脑袋里！"

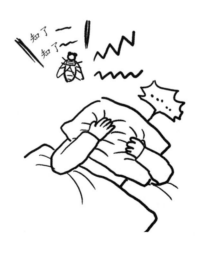

当人体头颈部静脉的主干道狭窄或者堵塞时，血液回流不畅、颅内压增高，就会导致侧支循环的很多小静脉开放以分解压力，由此引起脑鸣，这是脑鸣最常见的原因。此外，脑供血不足、前庭神经功能紊乱、高血压、精神压力大、焦虑等也可能导致脑鸣。

由此我们可以看出，头晕与脑鸣可能具有相同的病因，这两种症状会伴随出现。也就是说，一部分头晕患者还兼有脑鸣的症状。

第三十三节　餐后为什么会头晕？

餐后头晕极大可能是由餐后低血压诱发的。餐后低血压（postprandial hypotension, PPH）是老年人常见而特有的疾病。具有 PPH 诱发因素（高血压、糖尿病、帕金森病、自主神经功能损害、瘫痪、多系统萎缩和血液透析）的老年人餐后出现体循环及重要脏器供血不足的表现时（如头晕、困乏、嗜睡、胸闷、晕厥、跌倒、视力模糊、无力、恶心、短暂性脑缺血发作等）应考虑此病。进食后血压降低，餐后 2 小时内收缩压比餐前下降 20 mmHg 以上，或餐前收缩压 ≥ 100 mmHg 而餐后 < 90 mmHg，或餐后血压下降不明显，但出现餐后心、脑缺血症状（如头晕、乏力、心绞痛、晕厥或意识障碍）者，就可以诊断"餐后低血压"。反复发生的

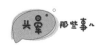

餐后低血压可造成心肌梗死、脑梗死、阿尔茨海默病、跌倒外伤等，需引起老年人高度警惕。

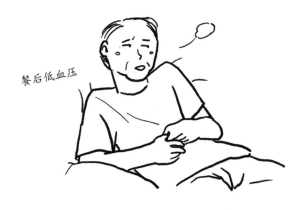

餐后低血压

一、发生 PPH 的主要原因

1. 自主神经功能障碍：健康人进餐后通过兴奋交感神经，使血管收缩，心率加快，心肌收缩力增强，心输出量增加，从而维持餐后血压。老年患者交感神经系统功能障碍，心脏功能减退，血管顺应性降低，压力感受器功能减退，对血压的调节能力减弱。

2. 内脏血流灌注增多：进餐后迷走神经兴奋，胃肠道及胰腺等组织分泌具有扩张血管作用的多肽类激素可使内脏血管（主要是门静脉及肠系膜血管）明显扩张，血管血容量增加。

3. 外周静脉血管阻力：健康人进餐后外周血管收缩，外周血管阻力相应增加，回心血量增加，心排出量增多，在一定程度上阻止 PPH 发生。而 PPH 患者餐后即使血压大幅度下降，外周血管阻力并不会相应增加。

4. 压力反射受损：压力感受器主要在血压突然改变时，对动脉血压进行快速调节。老年人全身动脉多有粥样斑块，颈动脉硬化及粥样斑块形成，可引起颈动脉压力感受器敏感性下降，对进餐后血压下降不能进行快速调节，导致 PPH 发生。

5. 胃动力：营养物质在胃中排空的速度不同，餐后血压下降的程度也不同，与脂肪、蛋白质等营养物质相比，摄入碳水化合物后血压降低会更早出现，摄入大量、热的、富含碳水化合物的食物，使门静脉及肠系膜血管扩张，造成四肢及大脑血容量下降，引起血压下降。

6. 患有高血压、糖尿病、帕金森病、瘫痪，以及血液透析的患者更易出现 PPH，因为降压药、利尿剂、抗帕金森病的药物易引起 PPH。

二、PPH 的非药物治疗

1. 出现轻微症状，餐后进行适当散步可加快心率，增加心脏输出量，维持正常血压，减轻症状，但应有人陪护。不想进行适当运动的患者应平卧休息，或使用腹带增加腹内压。坐起时宜缓慢，避免因不慎摔倒导致骨折或者其他外伤。

2. 合并体位性低血压者，不要长久站立、劳累，不要突然改

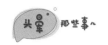

变体位，不要餐后立即洗澡，更不要长时间浸泡在热水里。

3. 食物温度在 40～45 ℃为宜。因为有研究表明，食物温度可以影响老年人餐后血压的改变。

4. 要注意混合饮食。高碳水化合物饮食容易诱发餐后低血压，因此，提倡先吃荤菜再吃蔬菜，最后菜和主食一起吃。低碳水化合物饮食，少食多餐，避免饱餐，可以有效避免食物消化吸收过快造成四肢及大脑血容量下降，引起血压下降。

5. 餐前饮水 350～500 mL 可以减少心率增快及血压降低，避免餐后血压下降。

6. 由于餐后低血压一般多见于伴有高血压、糖尿病、帕金森病、自主神经功能损害、瘫痪、多系统萎缩和血液透析的老年患者，因此，积极治疗基础疾病也有利于改善餐后低血压。

7. 在基础疾病允许的前提下，适当增加钠盐和水分的摄入，可保证充足的血容量；肾衰竭患者尽量避免在行血液透析时进餐；若明确为降压药引起者，可将降压药调整为两餐之间服用；酒精会扩张血管，引起血压下降，患者最好戒酒，避免进餐时饮酒。

三、PPH 的药物治疗

1. 咖啡碱：餐前服用 100～200 mg（相当于 1～2 杯）咖啡，可以有效缓解餐后血压的下降。不良反应有焦虑、心慌、失眠等。

2. 抑制葡萄糖吸收的 α- 葡萄糖苷酶抑制剂，如阿卡波糖、伏格列波糖等药物能延缓肠道对葡萄糖的吸收，可降低餐后高血糖，改善胰岛素抵抗，减缓胃排空速度，减小餐后血压下降幅度，不良反应是可能出现胃肠胀气、腹泻等。

3. 提高外周血管阻力：如吲哚美辛、米多君等药物。

总之，餐后头晕的患者，尤其合并高血压、糖尿病、帕金森病、瘫痪及血液透析的患者需警惕餐后低血压，平日多注意监测餐后血压，提前预防及治疗，避免发生严重后果。

第三十四节　怀孕后为什么头晕？

孕妇出现头晕一般有以下几种可能。

一、早孕反应

早孕反应又称妊娠反应，是一种正常的生理反应，可由体内激素水平升高、孕妇对妊娠认知不足和负面情绪等引起，一般在怀孕6周左右的时候出现，可能还会伴有恶心、呕吐、嗜睡、厌食、厌油腻、浑身乏力等不适症状；孕12周后随着体内激素水平恢复正常，早孕反应会渐渐自行消失。如果早孕反应不是很严重，不需要特殊治疗，如果患者出现频繁呕吐，以至于不能进食，严

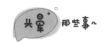

重影响日常生活时应及时就医。有妊娠反应的孕妇在日常生活中应注意饮食、适当体育锻炼、注意心理健康、加强口腔护理等。并且一定要注意按时产前检查，怀孕的前3个月，遵医嘱补充叶酸，禁止性生活，多喝水，多吃新鲜水果和蔬菜，不要吃辛辣刺激性食物和生冷食物，保证充足睡眠，保持心情舒畅。

二、低血糖

怀孕后由于大部分孕妇会出现妊娠反应，食欲不振、进食量减少，加之孕妇的新陈代谢加快，故容易出现低血糖。同时，随着孕周增加，胎儿对营养物质的需求增加，从母体获取葡萄糖的需求也会相应增加，但是由于怀孕以后的生理变化导致空腹时孕妇清除葡萄糖的能力增强，这些原因也会导致孕妇容易发生低血糖。除上述生理原因外，还存在由于过度劳累、心理压力大等导致的低血糖。孕妇低血糖的症状表现为头晕、眼花、视物模糊、眼前发黑、手抖、无力、出汗、头痛、心慌、晕厥等。如果孕妇持续性低血糖没有及时治疗，还会出现中枢神经系统损伤，包括说话含糊、视力障碍、行为异常等。因此，在妊娠期建议孕妇要少吃多餐，增加优质蛋白质食物的摄入。因为这些食物胃排空时间长，不容易导致血糖波动大而产生低血糖的症状。此外，外出活动时要准备零食放在身上，以备不时之需，一旦出现低血糖症状，应立即进食，这样可以及时缓解低血糖的症状。

三、贫血

贫血是妊娠期较常见的并发症。由于妊娠期血容量增加，且血浆的增加量多于红细胞，血液呈稀释状态，故又称"生理性贫血"。贫血在妊娠各期对母儿均可造成不同程度的危害。在资源匮乏的地区，严重贫血也是孕产妇死亡的重要原因之一。在妊娠期各种类型的贫血中，缺铁性贫血最常见，这主要是由于妊娠期铁的需要量增加。轻者无明显症状，或只有皮肤、口唇黏膜和睑结膜稍苍白；重者可有头晕、乏力、心悸、气短、腹胀、腹泻、口腔炎、舌炎等。治疗上，轻者可在医生指导下口服铁剂，较重者需进行输血。因此，建议妊娠前积极治疗失血性疾病，如月经过多等，以增加铁的储备。还需要加强营养，鼓励进食含铁丰富的食物，如猪肝、鸡血、豆类等。同时要定期检测血常规。除此之外，还常见巨幼红细胞贫血，其主要是由叶酸或维生素 B_{12} 缺乏引起 DNA 合成障碍所致，形成幼红细胞寿命较短。头晕也是巨幼红细胞贫血的常见症状之一。建议孕妇多食新鲜蔬菜、水果、肉类等，也可在医师或药师指导下补充叶酸、维生素 B_{12}。

四、缺氧

妊娠后期，随着胎儿的不断长大，孕妇的心脏会受压迫，使膈肌抬高，导致呼吸困难，而孕妇本身的需氧量也增加，因此会产生缺氧的症状，如头晕、头痛、气急、气短、恶心、呕吐等。

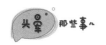

五、低血压

妊娠晚期，孕妇若长时间取仰卧姿势，增大的子宫压迫下腔静脉，会使回心血量及心排出量减少，出现仰卧位低血压。此时若改为侧卧姿势，使下腔静脉血流通畅，血压随即会恢复正常。

第三十五节　躺着不晕，站着晕

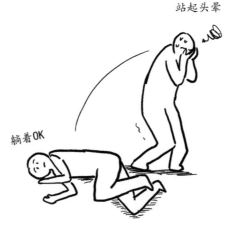

直立性低血压是较为常见的一种疾病，该种疾病共同特点是直立时血压明显下降，并出现脑供血不足的症状。直立时与平卧时的血压比较，收缩压下降 30 mmHg 以上，平均血压下降 20 mmHg 以上，或舒张压减少 15 mmHg 以上。直立时常出现头昏、乏力、嗜睡、视物模糊、面色苍白、眼花、黑蒙，甚至晕厥等脑供血不足的表现。

当人站着的时候，血液会聚集在下肢和腹部，导致大脑的供血不足，这种表现是由重力的原因导致的。当体内的自主神经系统感知到这一点，会提醒大脑发布指令——加快心跳、收缩血管，这样可以保证大脑恢复正常的血流。但随着年龄的增长，这种内在的调节机制可能会衰减，当站立而出现脑供血不足时，心率可能不会增加，这是由于血管硬化，适应能力更差了。此外，帕金森病、糖尿病患者也会出现这个问题。其结果是，站立会减少流向大脑的血液，导致头晕、视力模糊或一过性意识不清。

第三十六节　不动不晕，转头晕

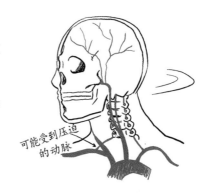

生活中，为什么会出现"不动不晕，转头晕"这种现象呢？这很可能是因为颈椎病所导致的。

可能受到压迫的动脉

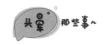

颈椎病引起的头晕主要有以下几点原因。

1. 因颈椎病累及颈部肌群，引起颈部肌肉持久痉挛性收缩，导致肌肉的血流循环障碍，游离出乳酸、5-羟色胺、缓激肽等致病物质，从而引起头晕。

2. 颈椎病直接刺激、压迫或牵拉头部敏感组织，从而引起头晕。

3. 病变可刺激或压迫椎动脉周围的交感神经丛或颈部其他交感神经，使椎-基底动脉系统或颅内外动脉舒缩障碍而产生头晕。

4. 椎动脉型颈椎病患者，因病变直接累及椎动脉，使椎-基底动脉系统供血不足而产生头晕。

椎动脉型颈椎病可以引起头晕、昏迷，甚至一过性脑供血不足。上述情况的发生与椎动脉走行有关，颈动脉绕过颈7横突，穿过颈2到达颈6横突孔，通过枕骨大孔进入中枢，参与后循环血供，是后循环主要的供血动脉。当发生椎动脉型颈椎病的时候，不管是增生组织刺激，还是其他外因影响，都会导致椎动脉痉挛，引起椎动脉血供中断，当血管痉挛引起后循环缺血时，即可感到头晕等不适。如果突然间血管完全闭塞，还可出现后循环缺血、功能障碍，出现一过性昏迷、意识丧失。

遇到上述情况，首先应明确发病原因，排除中枢性问题。如果明确是椎动脉型颈椎病所致，可以通过药物治疗、颈托临时固定，以缓解椎动脉痉挛，同时使用改善微循环的药物，以有效缓解椎动脉引起的缺血症状。如果患者症状频繁出现，最终可考虑手术干预，进行充分的椎动脉减压、松解，以达到改善头晕症状的目的。

第三十七节　耳石症所致的头晕

　　起床时晕，躺下时晕，躺床上翻身时还是晕，只能朝着一个体位睡觉；抬头晕、低头晕、转头时也晕，每次头晕发作都与头位改变有关，持续几秒后自发缓解。如果你的眩晕或头晕与上面的情况类似，那么你可能患了"耳石症"。

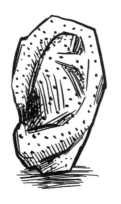

　　如果你的眩晕或头晕符合"短""动""床"三个字，那么可能是耳朵里边的"耳石"在作祟了。

　　第一个字"短"：症状主要为天旋地转的头晕，发作时间短暂，一般不超过 3 ～ 5 分钟，大部分发作只有不到 1 分钟。每天反复发作数次，可连续数天到数周。

第二个字"动"：头晕发作与头位变动有关，如躺下左转、躺下右转、起床、躺下或蹲下低头时发作。平躺不动或坐立不动时不发作。

第三个字"床"：大部分患者天旋地转的头晕发作一般与床有关，在起床、躺下、躺下左转或右转时发作。

这个"耳石"是一种真的石头。研究发现，它其实是一种碳酸钙结晶，来源于我们内耳的椭圆囊斑和球囊斑，我们每个人都有这个耳石颗粒，自出生便伴随着我们，维系着我们人体的平衡，如果缺少它我们将无法维持正常的平衡功能。目前，关于耳石脱落的机制及诱发因素尚不清楚。有研究认为，可能与以下情况有关：耳部外伤之后出现耳石脱落；补牙的过程中，因磨牙槽震动后导致耳石脱落；劳累、熬夜、高血压、糖尿病导致的末梢循环供血障碍，引起耳石脱落；女性更年期时，雌激素水平下降，导致缺钙，从而导致耳石脱落；突发性耳聋、感冒后继发前庭神经炎，导致耳石脱落；长期一个固定卧位睡觉，如瘫痪患者长期卧床，耳石因长期重力的作用导致脱落。

耳石症是最常见的外周性前庭疾病，在发现导致头晕疾病的各主要病因中，它的发病率居首位。耳石症是一种良性疾病，不会出现生命危险，一般只在体位改变的时候出现，故它又叫"位置性眩晕"，且每次眩晕持续的时间一般在几分钟以内就缓解了。

治疗耳石症，目前主要是复位治疗。可以选择手法复位，也可在有条件的医院选择仪器复位。通常患者行变位试验后，如果考虑为耳石症，需要进行手法复位治疗。常用的复位手法有Epley 法、Semont 法（主要针对后半规管耳石症）、Barbecue法、Gufoni 法（主要针对外半规管耳石症）、家庭复位法。

耳石复位后的注意事项：复位后 3 天内采取高枕卧位（头抬高 30 度），健侧卧位或平卧位，3 天后恢复正常卧位；避免头部剧烈运动；多饮水；保证充足睡眠，避免劳累和情绪激动；复位后有走路不稳，轻度眩晕、恶心、呕吐等反应，系耳石刺激的残留症状，一般会随时间的推移而消失；复位后遵医嘱服用药物；90% 以上的患者可一次复位成功，偶有复发时再次复位仍有效。

第三十八节 一睁眼就晕

在门诊我们经常会遇到头晕的患者，起病急，症状重，一睁眼就晕得不行，天旋地转，甩头时会导致头晕加重，还伴有恶心、呕吐，数小时或数天不见好转，需坐轮椅就诊。这样的患者往往近期有感染史（疱疹、感冒、腹泻等）或近期免疫力下降（受凉、

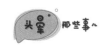

熬夜、劳累等）。通过问诊及完成甩头试验、眩晕仪检查、自发性眼震检查、平衡试验等，多可确诊为前庭神经炎。前庭神经炎是指一侧前庭神经急性损害后出现的急性、持续性眩晕，伴恶心、呕吐、站立不稳，以及易向患侧倾倒等症状的一种急性前庭综合征，是临床常见的急性周围性眩晕疾病。炎症仅累及前庭神经，耳蜗和中枢神经均正常，不伴有听力障碍。

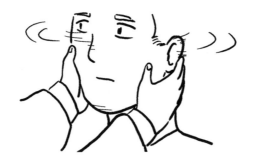

甩头试验

在外周性前庭疾病中，前庭神经炎发病率仅次于耳石症和梅尼埃病，是常见的急性前庭综合征，任何年龄、季节均可发病，30～60岁多发，无性别差异。患者多有上呼吸道感染、耳部感染、急性胃肠炎等流行病学史，病程一般不超过3周，通常数天后症状逐渐减轻，眩晕持续数天或数周，通常6个月后完全消失。前庭神经炎确切的病因尚不明确，现有证据多提示，它是由潜伏于前庭神经节的单纯疱疹病毒1型（HSV-1）再激活引起，炎性反应及继发的骨性通道对肿胀的前庭神经的压迫损害是前庭神经炎最可能的发病机制。

一、前庭神经炎的诊断标准

1.急性持续性眩晕发作，伴恶心、呕吐和姿势不稳。

2.无听力下降及其他局灶性神经系统症状或体征。

3.伴有单向水平为主，略带扭转的自发性眼震，伴或不伴轻微上跳，眼震幅度减少，但眼震方向和眼震类型不发生改变；患侧甩头试验阳性。

4.相关辅助检查提示单侧前庭神经功能减弱。

5.除外其他疾病，必要时进行头颅影像学检查。

诊断前庭神经炎应注意与其他疾病进行鉴别，如后循环梗死（小脑后下动脉和小脑前下动脉梗死）、伴眩晕的突发性耳聋、迷路炎及首次发作的发作性前庭疾病（如前庭性偏头痛、梅尼埃病、耳石症）等。

大部分前庭神经炎患者为单相病程，急性或亚急性起病，眩晕、不稳等症状一般在24小时内发展至高峰。

二、前庭神经炎的自然病程分为急性期和恢复期

1.急性期：急性眩晕起病14天内，患者自发性眼震快相指向健侧；改变凝视方向时眼震；向健侧凝视时，眼震幅度增大；向患侧凝视时，眼震幅度减少，但眼震方向和眼震类型不发生改变；水平方向摇头、乳突或前额部震动、过度通气均可使眼震幅

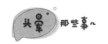

度增强；床旁水平甩头试验，在向患侧甩头时，可观察到明显的纠正性扫视眼动；向健侧水平甩头时，常无或出现轻微的纠正扫视；半数患者闭目直立试验或闭眼原地踏步试验会出现向患侧的倾倒或倾斜，过指试验闭眼时可偏向患侧；患者坐位或站立时可伴有头部向患侧倾斜，同时可出现患侧眼位低、健侧眼位高（垂直反向偏斜）在内的眼偏斜反应。

2. 恢复期：急性眩晕起病超过 14 天，且床旁检查未发现自发性眼震，至数天后逐渐缓解；患者眩晕症状消失，此时患者多描述为非旋转性眩晕、不稳或头部运动后的短暂眩晕；此阶段患者通常可独自站立行走，部分患者会出现行走时向一侧偏斜，偏斜方向与前庭代偿状态相关；床旁体格检查无自发性眼震，部分患者可出现水平摇头试验阳性，部分患者可出现反转向患侧的眼震；30% 的患者在起病 1 年后，床旁甩头试验仍可表现为阳性；闭目直立试验或闭眼原地踏步试验仍可出现向一侧偏斜，但偏斜方向不固定。

根据患者的耐受情况，可尽早去医院就诊，进行相应的前庭功能检查，以便进行个体化的精准治疗，制定前庭康复方案，并进行预后评估。

三、前庭神经炎的治疗建议

急性期可限制性使用前庭抑制剂，原则上不超过 3 天；推荐使用增强前庭代偿的药物，如倍他司汀和银杏叶提取物；急性期推荐短期小剂量糖皮质激素及抗病毒治疗；推荐尽早开始个体化的前庭康复锻炼，提高患者的前庭位置觉、视觉和本体感觉对平衡的协调控制能力，调动中枢神经系统的代偿功能，减轻或消除患者的头晕、眩晕症状，防止跌倒，改善患者的生活质量。

大部分前庭神经炎患者预后良好，复发率低。但需关注前庭神经炎患者的远期预后影响因素，尤其是精神心理和视觉依赖；推荐尽早常规进行眩晕残障量表、抑郁／焦虑量表等精神心理评估和视觉依赖等多维度评估。重视患者教育，对于高危患者应尽早进行心理干预和有针对性的前庭康复治疗。

第三十九节　贫血会引起头晕吗？

答案是一定的。常见的贫血有缺铁性贫血、巨幼红细胞贫血、再生障碍性贫血、溶血性贫血等，无论哪一种贫血都会导致血液携氧能力下降，血容量下降，循环、呼吸等系统对贫血的代偿和耐受能力下降，从而导致大脑缺血、缺氧，出现头晕、头痛等神经系统的症状，还有其他，如萎靡、晕厥、失眠、多梦、耳鸣、眼花、记忆力减退、注意力不集中等症状。其中有些是贫血导致

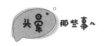

的脑组织缺氧所致，有些是急性失血性贫血引起血容量不足或血压降低所致，有些是严重的溶血引起高胆红素血症或高铁血红蛋白血症所致，有些是引起贫血的原发病（如白血病中枢神经系统浸润）所致，甚至可能是贫血并发颅内或眼底出血所致（如再生障碍性贫血）。肢端麻木则可由贫血并发的末梢神经炎所致，特别多见于维生素 B 缺乏性巨幼细胞贫血。小儿患缺铁性贫血时可哭闹不安、躁动，甚至影响智力发育。

贫血性疾病的治疗分"对症"和"对因"两类，正好对应着老话常说的"治标"和"治本"。对症治疗的目的是减轻重度血细胞减少对患者的致命影响，为对因治疗发挥作用赢得时间。具体内容包括：

1. 重度贫血、老年人、合并心肺功能不全的贫血患者，应输红细胞，纠正贫血，改善体内缺氧状态。

2. 急性大量失血的患者，应及时输全血或红细胞、血浆，迅速恢复血容量并纠正贫血。

3. 对贫血合并出血者，应根据出血机制的不同采取不同的止血治疗（如重度血小板减少应输注血小板）。

4. 对贫血合并感染者，应酌情抗感染治疗。

5. 对贫血合并其他脏器功能不全者，应根据脏器的不同及功能不全的程度而给予不同的支持治疗。

6. 先天性溶血性贫血多次输血并发血色病者，应给予去铁治疗。

对因治疗实乃针对贫血发病机制的治疗。如缺铁性贫血补铁，治疗导致缺铁的原发病；巨幼细胞贫血补充叶酸或维生素B；溶血性贫血采用糖皮质激素或脾切除术；遗传性球形红细胞增多症，采用脾切除术有肯定疗效；造血干细胞致异常性贫血采用造血干细胞移植；肿瘤性贫血采用化疗或放疗；免疫相关性贫血采用免疫抑制剂；各类继发性贫血治疗原发病等。

第四十节　中暑引起的头晕

炎炎夏日，不少人都出现过头晕、口渴、全身无力、多汗等不适症状，其实这是身体中暑的早期表现。

为什么会出现这种情况呢？这与有的人在中暑的过程中，身体的温度调节功能受到损伤、大脑供血不足等有关。在高温环境下，温度过高还会影响人们的大脑功能，可能会导致大脑神经受损，所以人们就会出现头晕、脑涨、神智丧失等情况。

如果人体出现了这类症状，就需要及时采取一些措施给身体降温。

1.脱离闷热环境：大多数患者都是因为长时间处于暴晒、闷热或者不通风的高温环境而引发中暑，所以患者一旦出现头晕现象，就应该立即远离这种环境，找一处阴凉的地方休息。

2. 给身体降温：在中暑后，患者可以用冷毛巾或者冰袋冷敷，这样就能快速降低体温，让身体逐渐恢复正常。如果患者身边没有冷敷工具，也可以直接用凉水擦身，一样能得到很好的降温效果。

3. 补充水分：在中暑后，患者可以先服用一些水或者饮料，这样就能缓解口渴症状。

4. 口服药物：必要时可以服用一些藿香正气水或者十滴水来治疗中暑。如果患者的症状比较严重，口服药物已经达不到治疗效果了，就要尽快送往医院治疗。

5. 吃消暑降温食物：在身体症状得到缓解后，患者还可适当调整自己的饮食，多吃苦瓜、黄瓜、桃子、绿豆汤等，既能帮助身体恢复，还能减少身体再次中暑的概率。

第四十一节　癫痫可以导致头晕吗？

提及癫痫这个名词，很多人可能会感到陌生，但如果换成"羊痫疯"一词，就会有很多人表示知道这一疾病。我国目前约有900万以上癫痫患者，因此，癫痫是一种非常常见且严重的疾病，我们所熟知的凡·高、诺贝尔等都罹患癫痫。

　　癫痫因异常放电的神经元的位置不同及异常放电波及的范围差异，导致患者的发作形式不一，可表现为感觉、运动、意识、精神、行为、自主神经功能障碍或兼而有之。眩晕可以作为癫痫的一种先兆，也可以是癫痫发作的主要表现形式。根据1981年癫痫发作的国际分类标准，"眩晕性发作"归类为单纯部分性发作，属于部分性发作中感觉性发作的一种类型，是一种特殊类型感觉性癫痫。

　　眩晕性癫痫也称为前庭性癫痫，是由前庭系统皮质中枢神经元的异常放电所导致的短暂、突发及反复发生的自身或周围景象的旋转、漂动、倾斜及空间坠落感等错觉；常见于儿童、青少年，起病多在15岁以前。发作表现为躯体移动感和周围环境物体旋转感，患者感到姿势不稳、头重脚轻或躯体向一侧倾斜，意识无明显障碍，可伴面色苍白、出汗、呕吐等自主神经症状，个别伴有腹痛或肌肉小幅度的抽动。当发作扩散时，因刺激颞横回前部的听觉中枢可引起幻听，历时数秒至数分钟后恢复正常。其眩晕发作特点是突发突止，持续数秒或数十秒，少有眼震，与姿势改变无关。如果发生在夜间，患者在睡眠中可被眩晕发作唤醒，如果发生在站立时，可引起姿势控制的丧失，甚至摔倒。与其他类型单纯部分性发作一样，它亦可进展为复杂部分性或全面性癫痫发作。

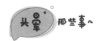

第四十二节　发热可以导致头晕吗？

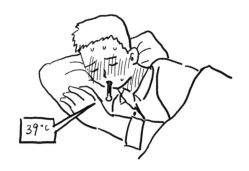

39℃

　　发热会影响身体葡萄糖、脂肪、水、电解质等代谢功能紊乱和头晕等不适。细菌感染引起的发热，多是因为细菌进入血液可以造成菌血症、败血症，菌栓可堵塞于全身任何部位的血管，当细菌栓子栓塞到后循环、前庭中枢、小脑等部位，即可引起头晕。

　　病毒感染可以引起许多疾病，从而导致发热。研究表明，病毒感染与突发性耳聋、前庭神经炎等有密切关系，这些疾病可引起严重的头晕，患者常有天旋地转的感觉，并伴有恶心、呕吐、不能睁眼。因此，如在流鼻涕、发热、咳嗽后，出现视物旋转等头晕的感觉，需警惕前庭神经炎等相关疾病。

出现耳朵流脓、听力下降等症状的急性或慢性中耳炎患者，如近期出现发热、头晕、头痛、耳痛等症状，需引起重视，可能是中耳炎或中耳胆脂瘤引起了相关的耳源性颅内外并发症，包括迷路炎、岩尖炎、脑膜炎、脑脓肿、乙状窦血栓性静脉炎等。

颅内感染（如脑脓肿）等可引起头晕或眩晕。此外，脑出血、脑震荡、脑挫伤等中枢系统病变都可以引起头晕或眩晕。

全身各系统疾病，如甲亢、白血病等也都可以引起头晕、发热。需到医院由相关科室的医生进行进一步诊治。

第四十三节　低血糖会头晕吗？

血糖是指血浆葡萄糖，是人体组织的主要能源。健康人的空腹血糖一般在 $3.9 \sim 6.1$ mmol/L，餐后 2 小时血糖 $\leqslant 7.8$ mmol/L。正常情况下，血糖的来源和去路保持动态平衡，维持在较窄范围内。该平衡被破坏时，可导致高血糖或低血糖。糖尿病患者空腹血糖 < 3.9 mmol/L 或非糖尿病患者空腹血糖 < 2.8 mmol/L 时，即可诊断为低血糖。两者低血糖的诊断标准之所以不一样，是因为正常人有足够的糖原储备，而糖尿病患者由

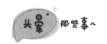

于胰岛素缺乏，导致机体糖原储备不足，抵御低血糖的能力较差，更容易发生严重低血糖。与高血糖相比，低血糖的危害有过之而无不及，一次严重低血糖所带来的危害，足以抵消一辈子控制高血糖的全部获益。

低血糖是一个纯粹的生化指标，不涉及症状，只要血糖水平达到低血糖诊断标准，就可以诊断为低血糖。若同时伴有相应症状则称为低血糖症，是多种原因所致血葡萄糖浓度过低综合征。其临床表现多种多样，缺乏特异性，不同年龄段的糖尿病患者发生低血糖时的临床表现并不完全一样，可以有多种"面孔"。典型者主要表现为饥饿感、心慌、出汗、面色苍白、颤抖、乏力等；不典型者可表现为精神烦躁、言行反常、肢体抽搐、癫痫样发作、嗜睡、昏迷等。

若没有明显症状，可称之为无症状性低血糖。而有些患者，尽管血糖达不到低血糖标准，但却有低血糖症状，称低血糖反应，多发生于糖尿病的治疗过程中。由于血糖下降过快或下降幅度过大，尽管其血糖仍在正常范围内，甚至稍高于正常值，患者仍可以出现低血糖症状。

低血糖症除上述表现外，由于低血糖对脑代谢的直接影响或因心慌等间接作用，部分患者可表现为头晕。因此，突发头晕，特别是糖尿病或者在治疗过程中出现头晕的症状，应该高度警惕低血糖症或低血糖反应。

第四十四节　脑出血会头晕吗?

脑出血俗称脑溢血，是指非外伤性脑实质内血管破裂引起的出血，占全部脑卒中的20%～30%，急性期病死率为30%～40%。脑出血除了有我们常说的"120"症状外，大多数脑出血患者在发病前，都出现过不同程度的头晕，表现为突然的天旋地转、站立不稳，甚至倒地。当然也有一部分比较凶险的脑出血，患者还未感觉头晕就已经出现意识障碍，或者没有出现头晕直接出现言语不能或肢体麻木。

第四十五节　"耳屎"会引起头晕吗?

"耳屎"在医学上被称为"耵聍"，是外耳道软骨部皮肤耵聍腺上淡黄色黏稠的分泌物。其实，每个人的耵聍在源源不断地产生。它是特殊的一种皮脂腺细胞分泌出来的一种物质，可以防止病虫进入外耳道引起感染。

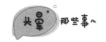

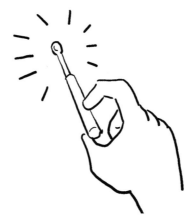

临床发现，一些不明原因、久治不愈的头晕，可能和耵聍有关系。耵聍导致头晕的原因主要有：

1. 耵聍栓压迫鼓膜后，通过听骨链活动，使得内耳前庭部分受到刺激，出现头晕、恶心、呕吐、走路不稳等症状。

2. 外耳道有许多神经，一旦耵聍刺激这些神经，就会促使神经向大脑发送错误的平衡指令，让人觉得头晕。此外，人的外耳道分布着迷走神经耳支，一旦迷走神经耳支受到异物的刺激，还可引起反射性的干咳。因此，如果长期头晕或咳嗽，且经过多方治疗无效，不防到耳鼻喉科医生那里掏掏耵聍，症状或许会立刻消失。

从医学上来说，正常人是不需要掏耳朵的，新鲜耵聍在耳道里时间一久，水分挥发后就会变干，一般借助咀嚼、张口等运动，能够自行排出。因此，正常情况下完全没有必要总去掏耳朵，而且反复掏耳朵会破坏耳道皮肤的自然屏障。自行掏耳朵或到公共场所"采耳"虽然让人感觉舒服，但是生活中掏耳朵的工具一般非常简陋，如火柴棒、挖耳勺、棉棒等，且不说火柴头和棉棒头可能会掉落到耳道内，公共场所的"采耳"小工具一般都消毒不到位，感染的概率大大增加，有可能会引起外耳细菌或真菌感染、损伤外耳道皮肤，甚至不慎损伤到鼓膜，还会导致听力下降。因此，平时不建议大家频繁掏耳朵或者"采耳"。

对于那些腺体分泌旺盛导致耵聍生成速度较快，或因外耳道畸形狭窄、瘢痕等导致的排出通道受阻的人，耵聍一般难以自行排出，日积月累会在耳道里堆积起来，甚至完全阻塞耳道，这种情况称为耵聍栓塞。耵聍压迫鼓膜可引起眩晕、耳鸣及听力减退；若耵聍压迫外耳道后壁皮肤，可因刺激迷走神经耳支而引起反射性咳嗽；若遇水膨胀时可致完全阻塞外耳道，引起耳闷、耳鸣或听力骤降。这类人需要人为地清洁耳道，但也不可过于频繁，最好请专业医师使用专用器具来完成。一般在耳镜或耳内镜的辅助下，可用镊子或耵聍钩取出；针对坚硬的耵聍，如无法用耵聍钩取出，需要用滴耳药软化耵聍，待软化后通过冲洗耳道或用吸引器吸出残余的软化耵聍；合并感染者应先控制感染，待感染控制后再取出耵聍。

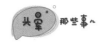

第四十六节　头晕会遗传吗？

　　引起头晕的疾病复杂多样，病因也各不相同，目前我们对于可以引起头晕的许多疾病还认识不足。有的疾病病因较为明确，如前庭神经炎，目前认为它主要由病毒感染引起。还有许多引起头晕的疾病则存在着遗传倾向，如梅尼埃病、前庭性偏头痛，甚至包括脑血管疾病引起的后循环缺血等。也就是有脑血管疾病者的子女发生脑血管疾病的可能性明显升高；梅尼埃病患者中部分患者有家族史，但其遗传方式有多变性；前庭性偏头痛也被认为有遗传方面的原因。

　　很多人对"遗传"一词理解有误。这里所讲的"遗传"并不是说家里有人得了某种疾病以后，子女就一定会得这种疾病，而是说相比较常人，他们患这种疾病的概率更高。因此，对于家里有老人患此种疾病时，我们建议子女们应该早期进行检查，排除危险因素，预防疾病的发生。

第二章　头晕的诊断和鉴别诊断

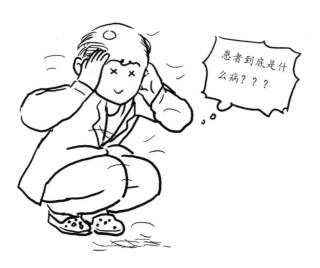

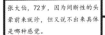

张大伯，72岁，因为间断性的头晕前来就诊，但又说不出来具体是哪种感觉。

头晕可以表现为昏昏沉沉、头脑发胀，还可以表现为所视物体旋转或者自身的旋转感。

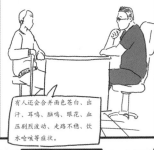

有人还会合并面色苍白、出汗、耳鸣、脑鸣、眼花、血压剧烈波动、走路不稳、饮水呛咳等症状。

最后确认张大伯的症状为头重脚轻、身体摇晃、头摇晃的眩晕感，经过仔细询问，还发现张大伯曾出现过一过性的左侧上肢麻木。

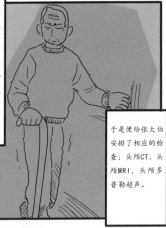

于是便给张大伯安排了相应的检查：头颅CT、头颅MRI，头颅多普勒超声。

头颅CT是目前急诊患者鉴别脑出血和脑梗死最基本、简单的方式。

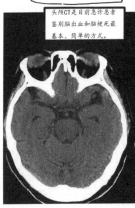

MRI没有辐射，较CT敏感，能在发病数小时内发现责任病灶。

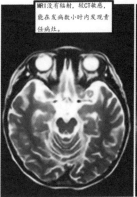

头颅多普勒超声可以检测颅内外血管的情况。

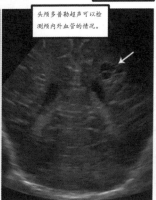

检查结果确诊张大伯发生了脑卒中，考虑到张大伯症状比较轻微，建议其先进行药物治疗。

阿司匹林　他汀类药物　尼莫地平　西比灵

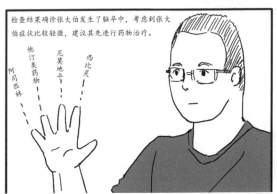

请一个月后再来复查！

好，谢谢医生。

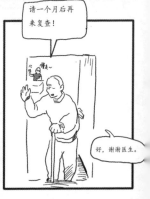

第一节 刚出现头晕，是否应该到大医院就诊?

日常生活中，大部分人都有头晕的经历，有的可能只是过度疲劳、体位突然改变引起的，也有的是因为低血糖、高血压等疾病引起的。其中有一种疾病引起的头晕要及时就医，那就是突然发生的头晕，尤其是老年患者急性起病，症状持续，且逐渐加重，既往有高血压、糖尿病、高脂血症、高尿酸血症、高同型半胱氨酸血症、吸烟等心、脑血管危险因素，第一时间要想到缺血性脑血管病的可能。如果同时伴有神经系统症状和体征，如一侧肢体无力或麻木、言语不清、视物双影、吞咽困难、饮水呛咳等，这种情况需要马上去医院，这很可能是脑梗死等危及生命的疾病引起的。

脑梗死如果不及时治疗后果是会影响到生命安全的，因为脑梗死大多属于急危重症，所以需要及时地送往正规医院进行治疗，这时候时间就是生命，特别是 3 ～ 4.5 小时的溶栓时间窗，具体可参见《脑卒中那些事儿》的相关内容。

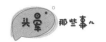

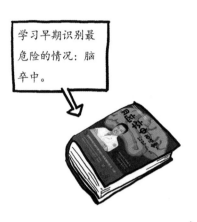

学习早期识别最危险的情况：脑卒中。

如果不能抓住早期的治疗时间，对于后期的治疗可能会比较麻烦，而且治疗效果也远远比不上早期治疗好。如果在急性期进行溶栓，或者取栓治疗，可以让患者很快恢复，但是如果没有及时治疗，错过了溶栓或者取栓的时间窗，那么很多梗死病灶会造成大脑一种不可逆性损伤。这种不可逆性损伤就需要慢慢地治疗，效果会很缓慢，可能是用月或者用年来衡量。这些患者还有可能会出现严重的并发症，包括瘫痪、吞咽困难、大小便功能障碍、偏盲、失语等，会严重地影响患者的生活质量。另外，如果脑梗死特别严重，它还会出现其他系统的并发症，如常见的肺部感染。如果有些患者不能活动，会出现褥疮。如果病情严重（伴有昏迷），可能会出现各种并发症，如大小便功能障碍。所以如果是脑梗死，一定要重视并及时治疗，出现头晕后，及时到大医院就诊。

但有的头晕并不严重，如耳石症。变换头部位置的时候会诱发头晕，天旋地转，伴恶心、呕吐。缓解和避免头晕，可以安静地平躺一下，缓慢地起身，到就近医院就诊，不一定非到大医院或急诊。

大医院医疗水平相对较高，检查设备也更完善，可以有效降低误诊率或漏诊率，如果有"四高"（高血压、高尿酸、高血糖、高血脂）、肥胖、家族遗传史、脑血管危险因素，出现了合并症状较多的头晕，需尽早到大医院就诊，以免错过最佳治疗或抢救时机。

如果是没有基础疾病的年轻人出现头晕症状，可在就近的二级医院，甚至社区医院就诊，排除急性脑血管病，避免出现小脑、脑干急性脑梗死，耽误治疗而危及生命。

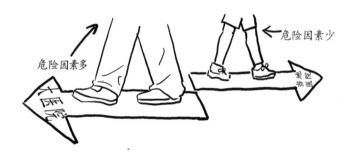

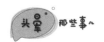

第二节　到医院就诊，应该先挂哪个科的门诊号？

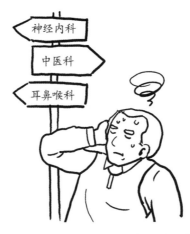

　　头晕是门诊最常见的就诊原因。患者头晕可分为眩晕、失衡、晕厥前期或晕厥、头重脚轻、非特异性头晕。不同原因的头晕，有的病情不危重，如情绪波动引起的头晕；有的病情危重，如椎 - 基底动脉血栓形成等。那么，到医院要先挂哪个科的门诊号呢？这就需要我们考量一下。

　　大部分患者的第一感觉是头晕，应该挂与头部相关的科室，如神经内科，因为神经内科主要治疗脑梗死、脑出血等与头部相关的疾病，而这些疾病往往会引起头晕的症状，这也无可厚非。但是作为一名医生如何精确诊断头晕的原因，需要认真了解患者的现病史与既往史，同样患者也应了解自己的现病史和既往史，对于有低血糖史的患者，首先需要去内分泌科排除低血糖引起的头晕，然后再通过内分泌科分诊；对于有抑郁症的患者，当然得先去精神卫生科"报到"；对于有心脏方面问题的患者，首先考虑是不是心脏泵血不足，那心血管内科就是首选了；当然，无诱因的头晕，还是建议先去神经内科就诊，这样可以有效地排除容易致死致残的脑梗死和脑出血所引起的头晕。

因此，不同原因的头晕应根据自身情况进行科室的选择。

第三节　到医院后，应该告诉医生哪些信息？

患者去了医院就诊时，最重要的就是有一个清楚的主诉。何谓"主诉"，就是患者对自身病情和症状的准确描述。清晰的既往史（与头晕有关的心血管疾病、耳部疾病、颅脑外伤、感染、中毒等）和现病史（头晕的发病时间、起病形式、持续时间、发病频率等），有助于医生分析头晕的原因。

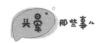

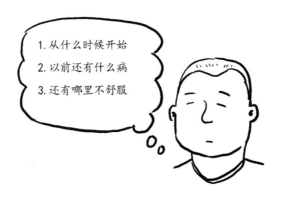

患者清楚地描述头晕的感觉，可以让医生明确头晕的类型。对于实在查不到神经、耳源性及躯体功能障碍等原因，应考虑精神方面的问题；除了头晕，是否还有其他相伴的症状，如头痛、恶心、呕吐、耳鸣、耳聋、面瘫、吞咽障碍和感觉障碍等，以及头晕与其他症状发生的时间先后，这些有助于"头晕"定性和定位诊断。

以上这些都是患者就医时需准确提供给医生的信息。

第四节　头晕的分级

通常我们认为的头晕是不能分级的，而眩晕在临床上却有一个 6 级标准，虽然眩晕不等同于头晕，但两者之间又有内在联系，有时可相互移行转化。

眩晕是因前庭神经系统病变，引发人体的空间定向障碍和平衡功能失调所致的一种运动性幻觉，表现为突发性的自身、他物以一定方向旋转、浮沉、漂移、翻滚等。

眩晕的具体分级如下：

0级：无眩晕发作或发作已停止。

Ⅰ级：眩晕发作中和发作后的日常生活均不受影响。

Ⅱ级：发作中的日常生活被迫停止，发作后很快完全恢复。

Ⅲ级：发作后大部分日常生活能自理。

Ⅳ级：发作后大部分日常生活不能自理。

Ⅴ级：发作后全部日常生活不能自理，且需别人帮助。

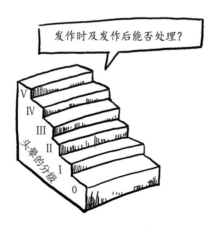

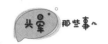

当眩晕发生以后，我们会对眩晕的初始状态做一个评定，然后做出疗效判断，也是包含三种情况，具体如下：

完全缓解：眩晕程度分级为 0 级。

部分缓解：眩晕程度分级减少 2 级以上，但眩晕未完全消失。

无效：眩晕分级无改变。

第五节　头晕的分类

头晕还可分为眩晕、头昏、失平衡、晕厥前状态 4 类。头晕不包括晕厥，后者为全脑的一过性缺血。头晕是总的概念，眩晕、头昏仅仅是头晕的组成部分。

1. 眩晕：是患者本身对静态的客体或自身位置产生"运动"的错觉感受，多为病理生理现象，表现为视物旋转或自身旋转感，通俗地讲也叫天旋地转感，也可有摇摆不稳、坠落感。如梅尼埃病、前庭病变、耳石症、前庭性偏头痛、脑干病变常出现眩晕。眩晕时很多患者不敢睁眼，常伴恶心，严重者会有呕吐、多汗、血压升高等表现，有的可伴眼震、共济失调体征。

2. 头昏：是指阵发或持续性的大脑头昏头重、不清晰感，可有头胀、头部发紧感，类似于头戴紧箍咒。头昏问题有时属于生理过程，不一定是病理性的，如长时间加班、过度疲劳、睡眠不足，以及长期焦虑、精神压力大等，若及时调理可以很快康复。高血压、精神因素是头昏常见原因。耳石症患者尽管随头位或体位变化多有短暂眩晕感，但更多的是眩晕后存在的头昏感，感到后脑部位的不适。

3. 失平衡：是指活动中有站立不稳，或运动不稳的头晕症候，如帕金森病、共济失调症、周围神经病等常有此表现，常有患者口述为走路像踩到了棉花里，深浅不一。

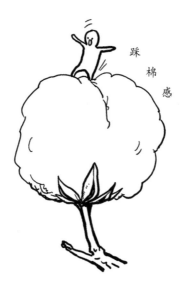

踩棉感

4. 晕厥前状态：是指晕厥前发生的头昏沉、双眼发黑、胸闷、心悸、乏力等症状。一般体位性低血压、直立性调节障碍的患者会出现，有时还会伴有意识不清。

对于患者而言，头晕时可以是头昏、眩晕、失平衡征候的单独出现，也可同时出现或相继出现。所以不仅是医生，患者朋友也应该掌握好头晕的 4 个临床表现，对于理解头晕或其他"晕"的概念是有帮助的，对于和医生交流也是有帮助的。

头晕从病因上可分为两大类：一类是非前庭系统疾病性头晕；另一类是前庭系统疾病性头晕。非前庭系统疾病性头晕主要指由一些内科系统疾病，如心血管疾病（血压高或低、心律失常）、血液疾病（贫血）、内分泌系统疾病、环境变化及活动过度（高温、中暑、熬夜）、头部外伤、视觉疲劳、五官的炎症（咽炎、副鼻窦炎）、上呼吸道感染及药物影响或药物中毒、周围神经疾病等引起。心源性头晕常见于急性心源性疾病导致的脑供血不足，这是心脏停搏、阵发性心动过速、心房颤动、心室颤动导致的急性脑缺血，可表现为头晕、胃部不适、晕厥等。这一类病因明确，临床症状也相对典型，通过详细的问诊和检查，不容易混淆。体位性低血压性头晕诊断标准是由卧位到站立时收缩压下降 20 mmHg，或舒张压下降 10 mmHg，同时出现低血压症状。其多因自主神经功能紊乱，引起直立性小动脉收缩功能失调所致。患者主要表现是由卧位或坐位突然变为直立体位时血压偏低，还可出现站不稳、视物模糊、头晕目眩、乏力等。此外，也还包括心因性头晕，如抑郁、焦虑状态，常常由于精神紧张、恐惧、天气闷热、疲劳、失眠等而促发。患者常有头晕、眩晕、恶心、上腹部不适、面色苍白、出冷汗等自主神经功能紊乱。这些头晕并非前庭系统本身受累。多数以头昏、平衡不稳、晕厥前状态为主。

值得大家注意的是，前庭系统疾病性头晕又分成中枢性和周围性。周围前庭系统疾病性头晕主要有耳石症、梅尼埃病、前庭神经炎、迷路炎、淋巴管漏等。中枢性前庭系统疾病性头晕包括椎 - 基底动脉供血不足、脑梗死、脑出血、脑肿瘤、脑炎等。还有的既有中枢前庭受累，又有周围前庭受累表现，如偏头痛性眩晕（即偏头痛等位症）可有视野缺损（指我们的双眼看到外界事物的范围出现了短缺，如左半部分或者下半部分）、短暂意识不清等表现。

第六节　什么是脑源性头晕？

脑源性头晕，多见于脑动脉硬化（如基底动脉硬化）或颈椎骨质增生刺激、压迫椎动脉引起的脑部血液循环障碍，或由此导致的一过性脑供血不足。其临床特点是头晕、睡眠障碍、记忆力减退三大症状，还有顶枕部头痛、轻瘫、言语障碍、情绪易激动等表现，特点是在体位转变时容易出现或加重。一般病情发展缓慢。

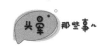

脑动脉硬化发展到一定程度可以导致头晕的发生。脑动脉硬化是由于各种危险因素，例如，高血压、糖尿病、高脂血症等导致的脑动脉管壁僵硬、弹性减退和管腔的狭窄，等发展到一定程度，管腔的狭窄比较明显，就会造成大脑的供血不足，这时就可以导致患者头晕、头痛、耳鸣等症状。所以脑动脉硬化是可以导致头晕的。出现脑动脉硬化以后，需要及时做相应的检查，明确诊断。

防治方面，主要是从饮食、运动、药物等多个方面的措施进行干预，预防动脉硬化的逐渐加重，预防脑血栓的发生。

脑源性头晕是由颅内外大血管病变引起的头晕或症状，其中脑卒中是其最常见的病因。国外流行病学资料表明，脑卒中约占急性头晕病因的 3%～5%，常见于由后循环供血的小脑或脑干部位的卒中，少数为前循环供血的前庭皮层区病变。上述部位卒中所致的头晕、恶心、呕吐等症状一般缺乏特异性，是造成临床漏诊率较高的主要原因之一。在引起孤立性眩晕的病因分类中，大脑中枢性病变所占比例为 0.6%～10.4%，其中 80% 以上归因于脑源性病因。缺血性或出血性脑卒中病灶若累及前庭神经核复合体、前庭小脑、前庭丘脑、前庭皮层等中枢前庭结构，或损害前庭-眼动、前庭-脊髓及前庭-小脑等联络通路，则会产生头晕及姿势平衡障碍等前庭症状。

心脏将富含氧气和养分的动脉血液由大动脉供给全身各个组织器官，保持生理机能。然而很多人可能不知道的是，由心脏泵出的动脉血有 15% ～ 20% 供应给了重量不超过体重 3% 的脑部。如此大量的血液流量肯定不可能通过一两根血管流通，例如农民灌溉庄稼，一片地也不可能只用一根水管来浇水。从主动脉分出的往脑部流通的大动脉血管主要有 4 根：颈前左右两侧各 1 根颈动脉和颈后左右两侧各 1 根椎动脉。颈动脉位于咽喉和气道的两侧，我们用手就可以在颈部的咽喉两侧摸到它的搏动。在大概喉头的水平，颈动脉又分为颈外动脉和颈内动脉，前者不进入大脑内部，供应头面部。后者进入大脑深处，供应脑部。椎动脉穿行于大部分颈椎的椎骨偏外侧的小孔（横突孔）里，用手是摸不到它的，相对于颈动脉，它们要相对细小些。椎动脉进入大脑后两根血管合成一根，称为基底动脉。因此，这也是"椎 - 基底动脉"的名词来源。因为颈动脉在颈部的前方（咽喉气道两侧），椎动脉在颈部的偏后部（颈椎的两侧），所以前者又被称为"前循环系统"，后者被称为"后循环系统"。一般情况下，椎 - 基底动脉系统（后循环系统）供应的是小脑、脑干及大脑的后 1/3 的区域，其中小脑和脑干是其主要的供血区。大家都知道，维持平衡是小脑的重要作用之一，如果小脑出了问题，人们的平衡感觉就会错乱，则导致头晕。因此，后循环血供异常最常见也最突出的症状往往是头晕。

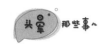

第七节　什么是耳源性头晕?

目前，已知能引起眩晕的原因有很多，包括前庭功能受损的疾病，比如耳石症、梅尼埃病、突发性耳聋、前庭神经炎、外淋巴瘘、中耳炎、耳硬化症等。但除此之外，椎 - 基底动脉供血不足、脑血管疾病、颅内肿瘤、颅内感染、多发性硬化、癫痫、外伤，以及部分脑出血、脑梗死也会引起头晕的症状。某些药物性、心理性疾病虽然也能引起头晕，但比较少见。

大家都知道耳朵可以感知声响，却不一定都知道它还有感知身体位置变化、保持平衡的重要功能。人的耳朵分为内耳、中耳和外耳，感知位置变化的前庭器就藏在内耳里面。

据临床数据统计，50% 以上的头晕由耳源性疾病引起。根据疾病发生的部位，由内耳迷路或前庭部分、前庭神经颅外段（在内听道内）病变引起的头晕为周围性头晕，也称耳源性头晕。耳源性头晕除了头晕症状之外，还会伴有听力下降、耳鸣等症状，有的患者还会发展成耳聋，就是完全丧失听力。

第八节 什么是眼源性头晕?

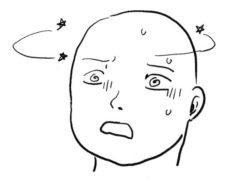

　　眼源性头晕是指因为眼科疾患，比如青光眼、眼肌麻痹等导致看东西不清楚、头晕等。主要表现为站立不稳定，随着用眼时间的延长症状会逐渐严重，闭眼后症状会有所缓解。头晕会持续一小段时间。当你看着移动的物体时，头晕的症状会变得更糟。闭上眼睛后，眼睛会有放松的感觉。视力、眼底、眼肌功能检查常有异常，神经系统无异常表现。

　　此外，眼源性头晕通常症状会比较轻，主要表现为视力模糊或视力下降，眼球震颤的特点是水平状态震颤，幅度大，无快慢相。眼球遮掩测试后，头晕可以减少或消失。头部和颈部呈现倾斜的凝视姿势。一般可进行简单的眼部检查来确诊，眼部检查包括视力、

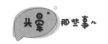

屈光间质、眼底、眼肌功能检查。

　　每个患者出现头晕的原因有可能是不一样的，所以在治疗之前，我们首先应该积极查明病因。当患者发生头晕之后，建议及时就医。

第九节　什么是药物源性头晕？

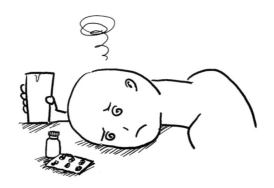

　　药物源性头晕是由于药物所致的前庭和耳蜗损害引起的。应用或接触某些治疗性药物或化学物质后，其毒性反应可引起第八对脑神经的损害，这类药物称耳毒性药物。根据对前庭神经和耳蜗神经损伤轻重的不同而临床表现各异。如果以损伤耳蜗神经为主，主要表现为耳聋、耳鸣等听觉功能障碍；如果以损伤前庭神经为主，主要表现为眩晕和平衡失调等前庭功能障碍。

目前已知的耳毒性药物有近百种，常用的有氨基糖苷类抗生素、大环内酯类抗生素、抗肿瘤药、解热镇痛抗炎药、抗疟药、袢利尿剂、抗肝素化制剂和铊化物制剂等。其中氨基糖苷类抗生素的耳毒性在临床上最为常见，尤其是硫酸盐链霉素中毒最为严重。其造成的耳聋是不可逆的，并能影响子宫内胎儿的发育，特别是与呋噻米、依他尼酸、布美他尼或顺铂等其他耳毒性药物同用时风险更大。抗肿瘤药顺铂如果一次大剂量给药，不可逆性耳聋的发生率为 25% ～ 91%，亦可出现头晕症状。

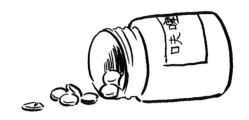

第十节　什么是中毒性头晕？

中毒性头晕的主要临床表现为自身或周围环境旋转感，感觉

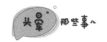

周围环境中物体沿某一方向旋转或者节律性地移动，或有头部和躯干转动感，如躯体前后或上下运动，或如乘船颠簸样，感觉床或地板上升或下沉，步态不稳，墙壁倾斜，等等，有的患者还会出现耳鸣、恶心、呕吐、视力模糊、飞蚊症、视物不清等。其主要病因有药物性中毒、细菌感染性中毒、化学物质中毒。

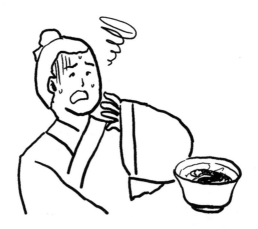

药物性中毒性头晕是由于药物所致的前庭和耳蜗损害而引起的头晕。其又分为急性和慢性两种，急性者在用药当日或数日后即出现症状；临床大多数患者为慢性中毒，常在用药后 2～4 周发生，即使停药，症状仍逐日严重，数日后可达高峰，如继续用药，则症状发展更快，此期可历经数年。在临床中应尽量不用或者少用有毒性的药物，严格控制使用剂量，一旦发现功能损害，应及时停药，并用神经营养药治疗。

细菌感染中毒性头晕是指细菌感染后，由于身体新陈代谢较快，导致脑血管供血不足，出现头晕，同时伴随肺炎、急性胃肠炎、泌尿系感染等。

化学物质中毒性头晕是指接触了化学毒性物质，如铅、汞、苯、乙醇等，一旦出现头晕等疑似中毒的症状应立即脱离中毒环境，使用对症解毒药，并及时就医。

第十一节　什么是晕动病？

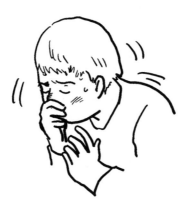

晕动病又称运动病，是指当汽车启动、加减速、刹车，或者船舶晃动、颠簸，或者电梯和飞机升降时，这些刺激使内耳前庭

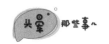

椭圆囊和球囊的囊斑毛细胞产生形变、放电，向中枢传递并感知。这些前庭电信号的产生、传递在一定限度和时间内人们不会产生不良反应，但每个人对这些刺激的强度和时间的耐受性有一个限度，这个限度就是致晕阈值，如果刺激超过了这个限度就会出现运动病症状。每个人对这些刺激的耐受性差别很大，这与遗传、视觉、个体体质、精神状态及客观环境（如空气异味）等因素有关，所以在相同的客观条件下，只有部分人出现运动病症状。

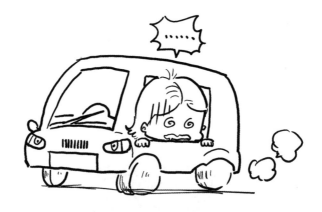

晕动病的临床表现为恶心、面色苍白、出冷汗、头晕、流涎、呕吐，甚至出现心律不齐、虚脱、休克等严重症状。据统计，85% 的人群都曾经有过晕车、晕船或晕机的经历，而只有前庭功能受损者才对晕动病免疫。

晕动病的预防比治疗更为重要。方法有：

1. 让前庭运动最小化：建议患者避免在恶劣天气下旅行，这会导致前庭运动的增加。如果必须要旅行，那他们应该坐在火车或汽车的最低位置，轮船靠近水面或者船中心的部位，飞机的机翼处。有研究发现，睡眠可降低前庭系统的兴奋性，减少晕动病的发生。

2. 让视觉和运动同步：乘小汽车时向前看可以减轻晕车症状，同时还应该注意在机动运动时避免阅读等集中视觉的活动，因为这样会导致视觉与运动的分离，而闭眼则有帮助。

3. 主动将身体与运动同步：主动驾驶车辆可有效减轻晕动病的症状，如不能主动驾车，可用头枕将头部固定。

4. 合理饮食：食用低热量、松软、清淡、低脂肪、低酸的食物；增加维生素 A 和维生素 C 的摄入；避免空腹乘车。这些措施均可以减轻晕动病的症状。

第十二节　什么是梅尼埃病？

梅尼埃病又叫梅尼埃综合征或内淋巴积水，是一种以膜迷路积水为特征的耳源性头晕疾病。以旋转性头晕反复发作，波动性感音神经性听力损失为特征性的表现，常伴耳鸣和耳胀满感。

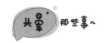

梅尼埃病算是一种常见病，一大部分患者以头晕起病，就诊于神经内科，其病变部位在内耳，病理表现为膜迷路积水。多见于中青年，发病高峰年龄段为 40 ～ 60 岁，男女发病率之比约为 1：1.3。

研究表明，免疫反应、内淋巴管机械性阻塞、内淋巴吸收障碍、内耳缺血等诸多因素均有可能导致其发病。发病时会出现头晕、波动性听力下降、耳鸣和耳闷，但发病时每个患者的具体临床表现也可以不尽相同。

1. 头晕发作时，患者感到自身或周围物体旋转，会有摇晃、升降漂浮的感觉，同时可伴有恶心、呕吐、出冷汗、面色苍白等。上述症状在睁眼时加重，闭眼仰卧时减轻，但患者意识清楚，持续数十分钟或数小时后病情可自行缓解。

2. 波动性听力下降初期可无此症状，多次发作后听力明显下降，一般为单侧听力下降，在头晕发作时加重，不犯病时听力好转，但总体趋势是听力越来越坏。

3. 出现持续性、低调的吹风声或流水声，久之转为高调的汽笛声。

4. 患侧耳内或头部有憋胀感等不适。

当出现上述症状，建议就诊耳鼻喉科，进一步做检查以明确诊断，如耳镜检查、听力学检查、前庭功能检查、甘油试验、颞骨 CT、内耳 MRI 等。

虽然梅尼埃病发作时症状剧烈，但病变集中在内耳系统，所以通常不会有生命危险。治疗包括一般治疗、中耳压力治疗、外科治疗。

第十三节　什么是前庭神经炎?

前庭神经炎是一种急性、长期发作的严重眩晕，既往认为是病毒感染导致，因为大多数病例前期有病毒感染史，发病后会自行痊愈并完全康复。对症治疗是目前主要的治疗方法。前庭神经炎是第二个最常见的头晕原因，约占所有头晕患者的近10%。大多数患者发生在30～50岁。多发生于季节更替时，患者在发病前常有上呼吸道感染和劳累的病史。有些老年患者，在发病前无任何征兆，具体发病原因不清楚。

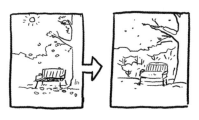

前庭神经炎多发生在季节更替时

患者常突发强烈旋转性眩晕，伴有明显的恶心、呕吐及平衡不稳。眩晕往往持续数天，严重时常伴随眼球不自主地转动，多为水平性，我们称之为自发性眼球震颤。无听力下降及耳闷等耳蜗受损的临床症状。无其他神经系统异常征象，如肢体活动障碍、麻木、偏瘫、眼球运动障碍、面瘫等。

与耳石症一样，前庭神经炎的诊断也是靠临床诊断的。医生检查在发病时患者是否会出现自发性眼球震颤。神经影像学，如头颅MRI只适用于有额外的脑卒中危险因素、额外的神经体征、严重头痛的患者，或者需要根据临床表现排除疑似中枢病变的患者。

前庭神经炎的主要治疗方法是药物对症治疗和前庭神经康复。虽然有些人赞成全身使用激素，但目前还没有足够的证据证明能常规使用。抗病毒药物无效。

第十四节　什么是听神经瘤？

听神经瘤又叫前庭神经鞘膜瘤。人体的第八对脑神经专门主管人的听觉和平衡感觉。人们习惯上称之为听神经瘤，实际上是这对脑神经主管平衡部分的前庭神经所发生的肿瘤。但是由于这种肿瘤会压迫主管听觉部分的神经，并且主管听觉的神经往往更加敏感，因此，这种肿瘤最常见的首发症状实际上是一侧耳朵缓慢、进展性的听力下降。听神经受影响后，患者还会出现一种症状，就是有时候能听到对方在说话，但是却听不懂他们在讲什么。还有一部分患者表现为突发性耳聋。此外，患者还会伴随高调耳鸣等表现。

既然听神经瘤长在前庭神经上，那么除了影响听力之外，患者的平衡觉也会受到影响，主观上就会出现头晕。前庭神经还与控制颈部、躯干和四肢肌肉的神经有密切关系，其不能正常控制身体的肌肉，患者就会出现站立不稳。

前庭神经还与控制眼球运动的神经有关。患者头晕发作的时候，就会出现眼球不自主地运动，看东西有天旋地转的感觉。不仅如此，前庭神经还与自主神经广泛联系，因此，当头晕的时候，可引起所谓的"自主神经系统反应"，如面色苍白、出汗、恶心、呕吐等。小脑也与身体的协调和平衡有密切的关系，前庭神经对小脑的影响会使患者出现走路不稳等表现。

听神经瘤的临床症状与肿瘤的位置和大小直接相关。肿瘤位于内耳道内时主要表现为听力下降、耳鸣和前庭功能障碍，其中前庭功能障碍通常仅表现为轻度头晕、步态不稳，在数天到数周内消退。进入桥小脑角后，听力下降加重，压迫小脑可出现平衡失调；压迫三叉神经时可出现同侧面部麻木或神经痛。肿瘤进一

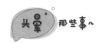

步生长可压迫脑干，出现脑积水、头痛和恶心、呕吐等不适。当出现以上症状，患者往往就诊于耳鼻喉科、神经内科等，检查诊断时，纯音测听、听性脑干反应、前庭肌源诱发电位等有提示意义，内听道 MRI 是目前最有效的检查手段。

当诊断为听神经瘤以后，患者最关心的问题肯定是：它是良性的还是恶性的？实际上，听神经瘤是相对比较常见的良性肿瘤。治疗手段很多，包括手术切除、立体定位放射治疗等，年龄大于 70 岁的内听道微型听神经瘤患者，可以暂时观察，定期行 MRI 检查。

第十五节　到医院就诊，会做哪些检查？

头晕发生后，首先应该测一下血压，因为高血压或低血压，都会出现头晕。如果血压正常，可以检查一下血常规观察有无贫血。比如血红蛋白，男性低于 120 g/L，女性低于 110 g/L，考虑存在贫血。当人贫血后血红蛋白含量会下降，导致血液的携氧能力下降，脑细胞处于慢性缺氧状态，人可以出现头晕，还可以伴有周身乏力的情况。

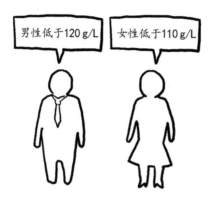

男性低于120 g/L   女性低于110 g/L

　　头晕去医院可以查颅内段的血管彩超，评估颅内血管的供血情况，是否由于血流速度减慢、脑供血不足引起的头晕。也可以查头部 CT，看是否由于颅内占位引起的头晕，或者轻微脑梗死、脑出血引起的头晕。当怀疑脑卒中时，头颅 CT 平扫通常是首要影像学检查，其对颅内出血具有很高的敏感度，但对缺血性卒中早期，尤其是后循环缺血则诊断效果不佳。头颅 MRI，尤其是弥散加权像（DWI）被认为是诊断急性缺血性卒中（AIS）的金标准，但 DWI 对后循环卒中的诊出率并非 100%。

　　如果头晕不是因为贫血、脑血管疾病引起，也可见于颈椎疾病。由于颈椎间盘突出，影响后颈部肌肉或者椎动脉供血也可以出现头晕，必要时可以就诊骨科，查颈椎 CT 或者 MRI。如果头晕是阵发性的，与体位变化有关系，持续数秒钟缓解，如翻身、躺下再起身时诱发头晕，可就诊于耳鼻喉科，做一个变位试验观察有

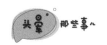

无异常，必要时行前庭功能检查评估一下有无病变。

临床上还要注意功能性头晕，如抑郁、焦虑引起的头晕，或者更年期、自主神经功能紊乱、神经衰弱引起的头晕，一般需要先做抑郁、焦虑的评分，然后检查甲状腺功能，查看是否有甲亢、甲减等。

如果出现头晕，建议患者找专科医生就诊，根据具体情况完善相应的检查，以明确病因。

第十六节　头晕的影像学检查

目前常用于头晕患者的影像学检查包括：头颅 CT、颞骨 CT、头颈部 CT 血管造影（CTA）、头颅 MRI、头颈部数字减影血管造影（DSA）、经颅多普勒超声（TCD）、脑电图（EEG）。其中头颅 CT、头颅 MRI、TCD 等内容在相关章节已经给大家详细介绍过。这里，重点为大家介绍一下颞骨 CT 检查。

很多人会想，既然我都做了头颅 CT 检查，为何还需要做颞骨 CT 检查呢？其实头颅 CT 和颞骨 CT 重点观察的结构和病变是不一样的。头颅 CT 重点检查是否存在颅内出血和占位性病变等中枢神经系统疾病。而颞骨是人体外周听觉器官和平衡器官存在的位置，位于我们耳郭的深面，颞骨 CT 重点看患者外耳、中耳、内耳的结构是否存在畸形、炎症、骨折、占位病变等。众所周知，很多耳部疾病可以引起头晕 / 眩晕症状，如前庭导水管扩大及前庭、半规管、内听道、听神经发育不良等内耳畸形；中耳炎、鼓室积液、鼓室硬化、耳蜗硬化、内耳骨折外伤等。而这些疾病需要颞骨 CT 来进一步辅助诊断，所以也是头晕患者需要做的检查之一。

头颈部 CTA、头颈部 DSA，重点是检查头颈部血管病变，部分患者由于血管病变导致头颈部血流障碍，从而出现头晕症状，甚至引起更为严重的后循环梗死。因此，对于存在血管危险因素的患者，可以选择这一类检查。

脑电图是神经内科常用的检查之一，对于头晕患者，做脑电图的目的是排查前庭性癫痫、前庭阵发症等少见疾病。

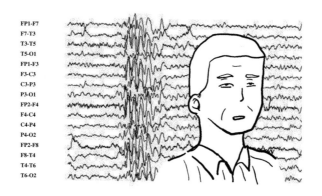

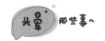

第十七节　头晕有必要做 MRI 吗？

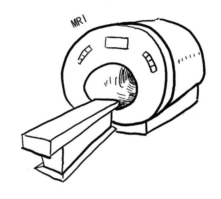

　　头晕是神经内科门诊常见疾病，轻者表现恶心、呕吐、耳鸣等不适，重者则表现为吞咽困难、意识障碍，甚至危及生命，是人类健康疾病一大杀手。一部分患者在就诊时，头晕症状不是很典型，神经系统查体又未见明显的异常体征，往往给临床医生造成假象，做出错误的判断，并贻误病情，所以头颅影像学检查至关重要。

　　MRI 是 20 世纪 80 年代初用于临床的一项影像学诊断技术，能够提供传统的 X 线和 CT 不能提供的信息，是诊断颅内病变的重要检查手段，现已普遍使用。近年来新的 MRI 技术包括核磁共振血管成像、弥散加权成像等，推进了神经内科的发展。MRI能够多方位和多层面提供解剖学信息，图像清晰度高，没有电离辐射，不会出现颅骨伪影。通过冠状位、矢状位、轴位，可以观察到脑干及颅后窝的形态、位置、大小及其与周围组织的关系，对脑白质与脑灰质产生明显的对比度，所以较CT的敏感度高，能在发病数小时内发现责任病灶。

核磁共振血管成像，是MRI平面血流产生的"流空效应"，抑制背景信号将血管分离，单独显示血管结构，如颈内动脉、椎-基底动脉，也可显示侧支血管，还可显示静脉和静脉窦、血管畸形等，广泛用于颅内动脉瘤、颅内血管狭窄、静脉窦血栓等。但以下人群不适合MRI检查：有假牙、心脏起搏器、非钛合金钢板等。

第十八节 头晕有必要做 CT 吗？

CT于1972年首先应用于颅脑疾病的诊断，它可清晰显示不同平面的脑实质、脑室及周围组织形态。随着技术的发展，螺旋CT作为一种较新的技术，其扫描更快、分辨率更高，扫描层厚可薄至1毫米。多用于脑出血、蛛网膜下腔出血、脑梗死、脑肿瘤、

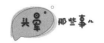

脑积水及脑外伤的诊断。

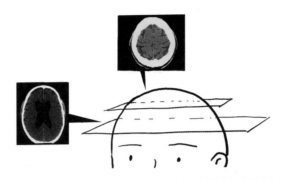

目前，头 CT 是鉴别急诊患者脑出血和脑梗死最基本、最简单的方式，提高了疾病诊断率。此外，新技术 CT 血管造影通过静脉使用含碘造影剂，可以显示血管狭窄程度、动脉硬化，以及是否有钙化灶，检查简单、快捷，可对血管病变提供重要的依据。

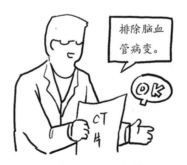

大多数头晕患者是急性起病，如果患者临床症状典型，急诊医生很快能判断出是哪类疾病引起的。如果患者临床症状及神经

系统体征不典型，医生一时很难判断出是周围性还是中枢性疾病引起，是出血性病变还是缺血性病变引起。那么，借助影像学检查就能一目了然，既简单、方便，又节约时间，1 分钟即可完成，也不耽误疾病诊断，这个检查就是头颅 CT 检查了。

因此，对于起病急骤的患者，CT 是非常必要的。

第十九节　头晕有必要做 TCD 吗？

TCD 是一项主要针对颅内外血管的检测手段。检查的常见部位是颞、枕和眶三个窗口，通过探头的位置、血流速度、血流方向、搏动指数、阻抗指数、频谱形态，对血管情况进行观察和判断。

1. 判断颅内外血管的狭窄或闭塞程度：头晕多数是后循环系统病变，包括锁骨下动脉、椎 - 基底动脉。锁骨下动脉狭窄时，通过判断同侧椎动脉血流方向、反方向是否存在锁骨下动脉盗血（通常是由于锁骨下动脉的起始端或头臂动脉发生闭塞，患侧椎动脉压力下降，血液逆流，健侧椎动脉供应脑部的血液部分被"盗取"，逆流经患侧椎动脉进入锁骨下动脉远端而供应患侧上肢，以致产生脑部缺血）。当收缩期血流速度＞ 100 cm/s，处于高血流红细胞数量减少，而流速增快时，频谱显示有涡流杂音；

两侧不对称超过 20%，提示检查该血管狭窄；当狭窄小于 50% 时，不引起血流动力学改变，因此对颅内血管诊断特异性不高。

2. 判断动静脉畸形和动静脉瘘：当血流层流发生异常时，出现涡流频谱紊乱，可以检测到血管杂音。另外，出现血管搏动指数减低、血管搏动性减少、血管有高速血流通过，均提示有动静脉瘘或动静脉畸形。

3. 脑血管痉挛：最常见的疾病是蛛网膜下腔出血，其可导致血管痉挛，通过 TCD 检测可做出判断，并提示是否预后良好。

4. 颅内血流微栓子检测：TCD 可以检测到血栓、气体颗粒等，这些均在超声仪中显示特殊高信号，其微栓子显示出短时程、高信号、单方向、高调鸟鸣音，不论是心脏还是脑血管均可发现异常问题。

见于 TCD 的诸多特性，头晕患者行 TCD 检查可以提前筛检出血管病变，是非常必要的。

第二十节　头晕有必要做颈动脉超声吗？

头晕可能出现于椎 - 基底动脉疾病等脑血管疾病。有报道称，孤立性眩晕可为椎 - 基底动脉缺血的唯一症状。

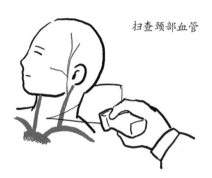

扫查颈部血管

　　对于不伴有神经系统等其他症状的孤立性头晕来诊的患者，普遍认为是脑动脉系统和 / 或椎 - 基底动脉供血不足所致。临床上多种因素可使位于横突孔的椎动脉及椎神经丛受到激惹，引起椎 - 基底动脉挛缩，从而使属椎动脉支配的前庭神经核或神经因椎 - 基底动脉系统缺血性病变引起前庭系统功能障碍，从而发生头晕、恶心、呕吐等症状。另外，血流速度减慢，则血流量相应降低，易致脑供血不足。过度扭曲的椎动脉也可伴有一定程度的血流动力学改变，从而造成椎 - 基底动脉供血不足，出现一系列头晕等相关症状。脑血流供应依赖脑动脉、椎 - 基底动脉及其交通支等，脑动脉又起源于颈内动脉，颈内动脉又是颈总动脉的一个分支。

　　由此可见，脑供血不足除脑动脉本身的病变外，另一大原因是颅外动脉的病变，包括颈总动脉和颈内动脉，也就是说头晕也可能是颈动脉病变直接所致。

　　颈总动脉病变可直接引起脑动脉血流量减少，导致脑动脉供

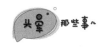

血不足，患者自觉头晕，甚至眩晕。因此，对老年患者常规进行颈动脉彩超检查有助于预测心、脑血管疾病的发生，对预防心、脑血管疾病至关重要。

第二十一节　头晕的内科学检查

　　头晕的原因，除了头部病变，还涉及心血管内科、内分泌科及风湿免疫科等诸多内科的问题。因此，一些内科的检查是必要的。在数百年前，人们就意识到直立能诱发头晕。后来人们发现，直立的过程中，血压降低可能是导致头晕的原因。因此，1925年Bradbury和Eggleston两位学者将这种现象描述为姿势性低血压综合征。经过多年的研究及讨论，现在将这种现象称之为血流动力性直立性头晕。特指从坐位到站位，或者从卧位到坐位/站位出现的头晕。直立过程血压的变化是其发生的主要原因，因此，进行心电图的检查及血压的监测是必要的，尤其是需要检测平躺和直立时的血压变化，最常用的试验是直立倾斜试验。让患者从平躺缓慢倾斜、直立至70°，同时检测患者的心电图、血压变化及患者是否会出现头晕症状。

　　此外，一些罕见的免疫性疾病也会引起头晕。因此，必要时需要到风湿免疫科就诊排查。

第二十二节 头晕的耳科检查有哪些?

头晕的耳科检查包括耳部的专科检查、前庭功能检查及听力学相关检查。

耳部的专科检查包括外耳道及鼓膜的检查,目的是观察外耳道有无充血红肿、耵聍栓塞、分泌物及新生物。鼓膜检查主要查看鼓膜的色泽改变,有无穿孔、充血及内陷。

前庭功能检查包括前庭脊髓反射系统的平衡功能检查、前庭眼反射的眼震检查及前庭眼动反射检查。

平衡功能检查包括闭目直立检查法、过指试验及行走试验,若此三种检查异常,提示患者可能存在前庭功能的减弱或者小脑的病变。此外,还有瘘管试验,若是阳性则可以判断内耳迷路可能存在瘘管或者存在前半规管裂。

眼震是指眼球的一种不随意的节律性运动,常见的有前庭性眼震、中枢性眼震、眼性眼震等。前庭性眼震由交替出现的快相和慢相组成。前庭眼反射的眼震检查包括自发性眼震、位置性眼震及变位性眼震检查。眼震电图即根据眼球运动时电场相位变化来引起眶周眼球电位差变化、描记形成眼震电图，主要对眼震的幅度、频率及慢相角速度进行定量分析。

前庭眼动反射检查包括温度实验、视频头脉冲实验和中频转椅检查。温度实验，主要检查低频前庭功能；视频头脉冲实验，主要检查高频前庭功能；中频转椅检查，主要检查中频前庭功能。在检查的过程中，主要依靠观察患者的眼震来判断前庭功能。因此，眼震电图也是一项比较重要的检查。此外，前庭和眼球联系的另一种反射叫作视眼动反射，通过视觉的刺激引起的眼动反应。我们通常通过视眼动反射检查来判断中枢前庭通路的异常，具体包括视动性眼震检查、扫视试验、平稳跟踪试验及注视试验。

听力学检查包括纯音听力计检测、声导抗测试、听觉脑干诱发电位检查、耳蜗电图、电反应测听。纯音听力计检测，主要检测患者的主观听力水平；声导抗测试，主要检测鼓室压力情况、鼓膜活动度及听骨链的活动程度；听觉脑干诱发电位检查，主要检查患者客观的听觉水平，可以用来鉴别器质性和功能性耳聋；耳蜗电图，主要辅助判断是否存在内淋巴积水，同时可以鉴别耳聋的性质；电反应测听，主要用于检查听阈测定、功能性耳聋与器质性耳聋的鉴别、耳蜗及蜗后病变的鉴别、听神经瘤及某些中枢病变的定位诊断。

第二十三节　头晕的脑功能检查

　　头晕的原因可能是脑部功能出现异常，常见的原因是小脑的功能异常。评估小脑功能常用的检查方法包括闭目直立检查、过指试验及行走试验。

　　闭目直立检查法是门诊最常见的用于静态平衡功能检查的方法，受试者直立，双手手指互扣于胸前，观察受试者睁眼及闭眼时躯干有无倾倒。若出现闭眼时向一侧倾倒，我们称之为闭目难立征，内耳迷路病变或者小脑的病变均会出现闭目难立征阳性。

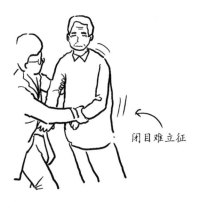

闭目难立征

　　过指试验检查时要求患者睁眼和闭眼，用两手的示指轮流触碰置于前下方的检查者示指各数次。内耳迷路病变和小脑病变均

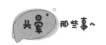

会出现手臂的偏移，不能准确触碰到检查者的示指，即过指试验阳性。

行走试验时要求受试者闭眼，向正前方行走5步，继之后退5步，前后行走5次。观察其步态，并计算起点和终点之间的偏角差。偏角差大于90°者，提示双侧前庭功能有差异，其足迹呈星形，又称为星迹试验。行走试验还可以让受试者闭眼向前直线行走，迷路病变者偏向前庭功能弱的一侧，中枢病变者有特殊的蹒跚步态。

因此，当患者出现闭目难立征、过指试验阳性及行走试验检查异常时，除了关注前庭功能异常外，还要注意脑部是否有异常的病变。

视力减弱也会影响患者的平衡功能，因此，头晕时需要首先关注视力是否存在异常，必要时还需要检查眼底，观察患者是否存在眼底的病变，进而影响视力。

第二十四节　头晕的血液检查

头晕患者需要抽血检查哪些呢？一般情况下需要进行血常规、肝功能、肾功能、电解质、甲状腺功能、血糖的检查。

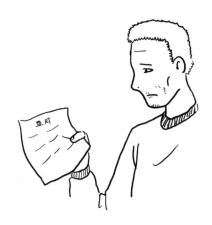

　　血常规主要查看患者是否存在贫血、血小板减少或感染的情况。头晕是贫血患者常见的临床表现，因此，可以根据血常规来判断是否存在贫血，以及贫血的程度。

　　肝、肾功能的检查主要查看患者肝、肾功能的情况。如果患者存在肝功能或者肾功能的异常，那么，这有可能是引起患者头晕的原因。此外，头晕患者的治疗需要服用一些药物，如果用药前就存在肝、肾功能的异常，用药期间则需要密切监测肝、肾功能，以防药物进一步加重肝、肾功能的异常。

　　甲亢或甲减的患者可能会有头晕的临床表现，如果临床症状符合甲亢或甲减，需要抽血化验甲状腺功能。

　　血糖的变化亦可能引起头晕，比如，低血糖的患者会伴有头晕、恶心，甚至出现一过性的晕厥，因此，血糖也是头晕患者的常规血液检查项目之一。

第三章　头晕的相关评价

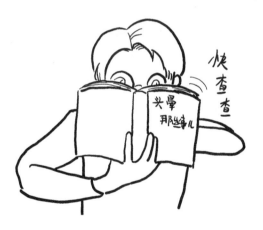

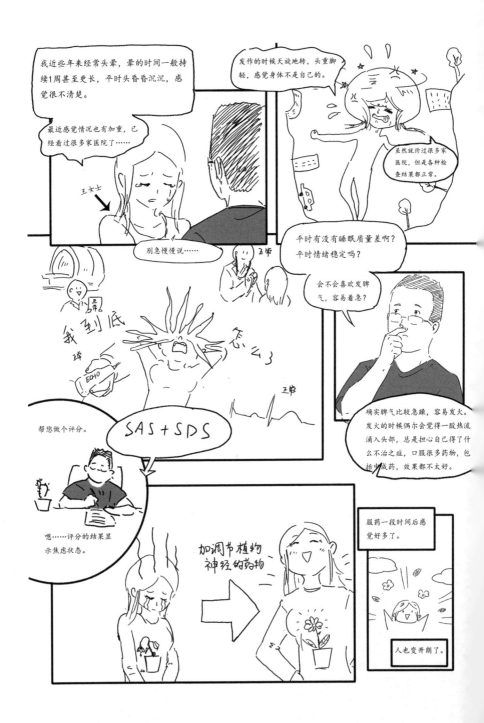

第一节　头晕为什么要进行量表评价?

前庭疾病包括累及前庭迷路神经的内耳疾病，以及将平衡控制和眼球运动信息传至大脑的传导信息通路病变。前庭疾病的国际分类将前庭症状分为眩晕、头晕、前庭 - 视觉症状和姿势症状4 类。

前庭功能障碍会严重影响患者的日常活动能力及生存质量，导致患者严重的心理和精神痛苦。门诊中我们经常会遇到头晕或眩晕的患者称：“感觉自己整个人已经垮了，生活、工作上常感到力不从心，畏惧嘈杂的环境和人流量大的地方。不敢去超市、逛街，每天都是阴天。”

前庭疾病发病率很高，据一项流行病学研究报道，在美国年龄超过 40 岁的人群中有接近 35% 的人经历过前庭功能障碍。

目前有研究显示，前庭疾病的焦虑状态、人格特质、视觉依赖等是其发展成慢性头晕的重要因素，因此，临床医生应早期评估前庭功能障碍患者是否存在与预后不良相关的视觉依赖或心理疾患等，而不必过多强调温度试验、头脉冲试验等检查结果在长期预后评价中的价值。

临床上常用的前庭功能检测只是客观反映前庭功能状态，并

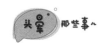

不能完全反映患者的心理、精神、自觉症状对其生活质量的影响。而量表的出现恰好补偿了这一缺失，对于患者生活质量的评估，能提供前庭功能检测不能完全提供的信息，这些信息不仅增加了更多的诊断线索，而且有助于更好地采取治疗措施，了解病情转归与康复疗效等。

因此，对于前庭功能障碍患者的处理不仅应包括恰当的诊断、药物治疗、康复训练，还应该对患者主观感觉进行评估、管理和早期干预。

第二节　头晕常用的评价量表有哪些?

关于头晕后常用的评定量表，具体有如下 3 种类型。

一、特异性前庭功能障碍患者生活质量评估问卷

眩晕障碍量表（DHI）、日常生活中前庭功能障碍量表（VADL）、眩晕障碍问卷（VHQ）、眩晕症状量表（VSS）、前庭康复获益问卷（VRBQ）、平衡信心量表（ABC）、头晕 /眩晕视觉模拟量表（VAS）、Berg 平衡量表（BBS）、改良 Berg 平衡量表（MBBS）等。

二、通用性生活质量评估问卷

健康调查简表（SF-36）、焦虑抑郁量表（HADS）、汉密尔顿焦虑量表（HAMA）、汉密尔顿抑郁量表（HAMD）、焦虑自评量表（SAS）、抑郁自评量表（SDS）、GAD-7焦虑筛查量表、PHQ-9抑郁筛查量表、快感缺失量表 (DARS) 等。

三、其他量表

疾病影响量表（SIP）、健康指数量表（EQ-5D）、COOP/WONCA 量表等。

注意：≥12岁能理解量表内容且能合作的眩晕症患儿也能应用相关量表。

简单介绍一下以下3种量表，感兴趣的朋友可以自行查阅各种量表的相关资料。

1. 眩晕障碍量表（DHI）：是临床应用评定各种眩晕及疗效的量表，由25个问题组成，分为躯体（P）、情感（E）及功能（F）3个方面。评分：0～30分，为轻度；31～60分，为中度；61～100分，为重度。得分越高，功能障碍越严重。

2. 汉密尔顿焦虑量表（HAMA）与汉密尔顿抑郁量表（HAMD）：应用 HAMA 进行焦虑症状的评定，共14项，是临床评定焦虑障碍最常用的经典量表。评分：0～7分，表示无焦虑；8～14分，表示可疑焦虑；15～21分，表示轻度焦虑；22～29分，

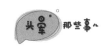

表示中度焦虑；≥30分，表示重度焦虑。一般划界值为14分，即＞14分为肯定焦虑患者。

应用 HAMD 进行抑郁症状的评定，共24项。评分：＜8分，为无抑郁；8～20分，为可疑抑郁；21～34分，为轻度抑郁；≥35分，为重度抑郁。

3.Berg 平衡量表（BBS）：此为临床最常用的平衡评定量表，1989年由 Berg 等首先报道，被广泛用于评定患者的平衡功能，该表包括14个项目，每个项目分为0～4共5个等级，满分56分。评分越高，提示平衡功能越好。

目前已有的量表研发来源多样，不同的量表侧重点、出发点也相异，但都以患者自我评估为主。量表的具体临床应用，需要临床医生结合患者病情进行合适的选择。

第三节 眩晕残障量表

眩晕残障量表（DHI）于1990年由 Jacobson 等人研制，是当今使用最广泛的头晕患者自我报告评估工具，由患者自行填写，需要10分钟完成。目前已经被翻译成14种语言，我国于2015年将其翻译为中文版。该量表包括功能（functional，F）、情绪

（emotional，E）和躯体（physical，P）3 个子量表，共 25 个条目，每题回答"是"给 4 分，回答"有时"计 2 分，回答"否"计 0 分。其中 DHI-F 和 DHI-E 分别包括 9 个条目，分数为 0～36 分；DHI-P 包括 7 个条目，分数为 0～28 分。总分 0 分，表示无眩晕障碍；100 分，表示有严重的自我感觉障碍。该量表主要评估患者眩晕主观症状的严重程度、眩晕对生活质量的影响。医生会根据得分对前庭疾病治疗效果进行评价，根据定量结果采用恰当的治疗方法。例如，当患者 DHI-F、DHI-E 分数较高，说明患者眩晕主要以功能性和情绪性为主，与器质性关系较小，医生可根据情况给予抗焦虑等药物等。DHI 量表根据得分情况可以分为三个程度。评分：0～30 分，为轻度影响；31～60 分，为中度影响；61～100 分，为重度影响。老年、成年女性和伴有焦虑症的患者 DHI 得分更高。该量表在耳石症中的评分优于梅尼埃病和前庭神经炎，并可以检测到耳石症复位后的残余头晕。

目前，除了评估眩晕的严重程度外，国内外已有学者将 DHI-5 项和 DHI-2 项用于耳石症的筛查，已取得良好的成效。DHI-5 项是指在抬头看、弯腰、躺下或起床、在床上翻身、头部快速运动时头晕或眩晕是否加重，这也是目前耳石症最常见的诱发体位；DHI-2 项是指上床或起床、床上翻身时头晕或眩晕是否会加重。

DHI-S 是 DHI 量表的筛查版本，包括原始量表 25 个条目中

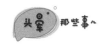

的 10 个条目，与原始 DHI 量表高度相关，不到 5 分钟时间即可完成，可用于快速问诊。DHI-S 得分增加，提示患者步速较慢，有跌倒的风险。DHI-SF 包括 13 个条目，但每个条目分为 2 个等级，"是"计 1 分，"否"计 0 分。但这两个版本目前研究不多。

第四节　欧洲眩晕评价量表

　　眩晕是前庭系统疾病的主要症状，严重影响患者的健康和生活质量。量表对于患者生活质量的评估，能提供前庭功能检测不能完全提供的信息，这些信息不仅增加更多的诊断线索，而且有助于更好地采取治疗措施，以及了解病情转归与康复疗效等。在之前的章节中已经向大家介绍了很多头晕常用的评定量表。那么，下面向大家简单介绍一下欧洲眩晕评估量表（EEV）。

　　EEV 是 2001 年 Megnibeto 等提出的用于评估前庭症状的量表，包括运动错觉、错觉持续时间、运动不耐受、自主神经症状和失衡 5 个指标，每个指标分为 0 ～ 4 分共 5 个等级，总分为 0 ～ 20 分，得分越高表明患者的头晕症状越严重。评定基于临床医生和患者，非自评量表。EEV 项目与眩晕强度、发作次数和持续时间相关，尤其是发作次数。其"自主神经症状"的重复性、"错觉持续时间"的可靠性、患者和临床医生的一致度需进一步验证。

迄今为止，用于评估眩晕的问卷是自行管理的问卷，是对症状和/或其后果进行的评分。相比之下，EEV 是由医生管理的问卷，仅评估前庭综合征的症状，是症状量表，不会干扰心理，能够监控眩晕的过程并评估抗眩晕治疗的疗效。目前的研究将 EEV 单独或与其他量表联用，以评估急性前庭神经炎的治疗效果。

下面向大家简单介绍 EEV 的量表内容。

运动错觉

0 分：无错觉

1 分：_____

2 分：向左向右摇摆的感觉、上升或下降移动、头晕、倾斜或旋转的感觉

3 分：_____

4 分：旋转感（自身或周围环境）

错觉持续时间

0 分：无

1 分：＜1 分钟

2 分：1 分钟～1 小时

3 分：1～3 小时

4 分：3～24 小时

运动不耐受

0分：无

1分：轻度或少见

2分：一般程度或时有发生

3分：常见或程度明显

4分：经常发生或程度严重

自主神经症状

0分：无

1分：与头晕无关的恶心

2分：与头晕有关的恶心

3分：恶心导致1～2次呕吐

4分：难治性呕吐

失衡（包括伴随错觉发生时）

0分：无失衡

1分：失衡但无摔倒，并且对日常生活无影响

2分：失衡无摔倒，但干扰到日常生活

3分：失衡并偶有摔倒，不论是站立还是行走时

4分：失衡伴站立时跌倒

第五节 眩晕护理评价量表

　　日常生活中，我们每个人都接触过护理，俗话说："三分治，七分护。"护理是一门精细的艺术，除了大家熟知的住院时生命体征监测、标本采集、静脉治疗、用药和安全等问题，日常活动、社会文化和精神心理等方面也离不开护理。随着护理观念的转变，现在所提倡的是"以患者为中心的整体护理"，这就要求医生需要全面掌握患者的不同症状。

　　对于前庭疾病的患者来说，最主要的症状就是眩晕，但是，我们应该如何更好地掌握患者这一症状呢？只凭借患者的主观描述是远远不够的，临床中常常使用量表这种测量工具进行评价，将主观、抽象、概念化的症状和影响进行定量化测量，从而辅助我们了解患者对健康问题的反应，明确其主要的健康问题，还可以验证护理效果，达到预期目标。

　　那么，眩晕护理评价量表有哪些呢？

　　1. 可以通过《眩晕评定量表的评分系统（DARS）》初步掌握患者的病情，使我们心中有一个整体的把握，总分越高，眩晕症状越严重。

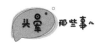

眩晕评定量表的评分系统（DARS）

项目	评分
	0分＝无症状；1分＝很轻；2分＝轻分；3分＝介于轻度到中度；4分＝中度；5分＝介于中度到重度；6分＝重度
站立时平衡失调	
行走时平衡失调	
现在有眩晕	
感到困惑或定向障碍	
病情的总体印象（医生角度）	
病情的总体印象（患者角度）	
总分	

2. 量表的一大作用是评价护理效果，我们需要分别评价患者治疗前后眩晕症状的严重程度，比较治疗前后量表得分，进而评价治疗效果，积累护理经验。《眩晕症状分级量化表》与《眩晕病护理效果评价量表》类似，都是对眩晕及可能继发的相关症状，如头痛、呕吐、气短等进行评价分级。

眩晕症状分级量化表

姓名：	床号：	住院号：	诊断：	入院日期：

症状	评分标准	得分	
		治疗前	治疗后
眩晕	正常 0 分：无眩晕 轻度 2 分：偶尔出现，程度轻，不影响日常生活 中度 4 分：经常出现，活动时出现，休息可缓解，影响日常生活 重度 6 分：频繁出现，行走欲扑，终日不得缓解，严重影响日常生活		
头痛	正常 0 分：无疼痛，NRS 评分 0 分 轻度 2 分：偶有疼痛，不影响日常，NRS 评分 1～3 分 中度 4 分：发作频繁，疼痛重，影响日常，NRS 评分 4～6 分 重度 6 分：反复发作，疼痛剧烈，难以忍受，NRS 评分 7～10 分		
心悸、气短	正常 0 分：无心悸、气短 轻度 2 分：日常活动可引起心悸、气短，体力活动轻度受限 中度 4 分：轻微活动可引起心悸、气短，体力活动明显受限 重度 6 分：休息时也出现心悸、气短，不能有任何体力活动		
呕吐、痰涎	正常 0 分：无呕吐、痰涎 轻度 2 分：偶发恶心、呕吐，痰涎清稀 中度 4 分：常有恶心、呕吐，痰涎如唾 重度 6 分：时有恶心、呕吐，痰涎量多		

疗效评价	症候积分率 =(治疗前积分 × 治疗后积分)÷ 治疗前积分 ×100% □临床痊愈　　□显效　　□有效　　□无效	总积分：

疗效评价标准：

"临床痊愈"对应效果评价中的"好"：临床症状、体征消失或基本消失，症候积分率≥95%

"显效"对应效果评价中的"较好"：临床症状、体征明显改善，症候积分率≥70%

"有效"对应效果评价中的"一般"：临床症状、体征均有好转，症候积分率≥30%

"无效"对应效果评价中的"差"：临床症状、体征无明显改善，甚至加重，症候积分率不足 30%

改善百分率：（干预前总积分-干预后总积分）÷ 干预前总积分 ×100%

眩晕病护理效果评价量表

科室：　住院号：　床号：姓名：　性别：　年龄：入院日期：　出院日期：

症状	无 (0分)	轻 (2分)	中 (4分)	重 (6分)	实施前评价			实施后评价			改善率 (%)
					日期	分值	评价护士	日期	分值	评价护士	
眩晕	无	头晕眼花时作时止	视物旋转不能行走	眩晕欲扑不能站立							

续表

		轻微头痛时作时止	头痛可忍持续不止	头痛难忍上冲额顶						
头痛	无	轻微头痛时作时止	头痛可忍持续不止	头痛难忍上冲额顶						
心悸气短	无	活动后气短或偶见轻微心悸	未活动亦气短或心悸阵作	气短较重或心悸征忡						
痰涎	无	恶心偶见痰涎清稀	干呕时痰涎如唾	呕吐、痰涎量多						
其他	不寐 无	睡眠稍有减少	时见失眠	不能入睡						
	便秘 无	大便干每日一次	大便秘结两日一次	大便艰难数日一次						
累计得分										
改善百分率：（干预前总积分-干预后总积分）÷干预前总积分×100%										

3. 部分眩晕的患者可能由于不稳感而有跌倒的风险，我们常说："治未病重在防"。那么，对于患者跌倒的可能如何预防呢？量表就是一个不错的选择。《DGI-4（动态步态指数）量表》是

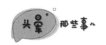

通过检查患者的步态情况，进行相应的评分，总分越高，平衡功能越好，当然，发生跌倒的风险就会降低。

DGI-4（动态步态指数）量表

进行 4 个方面的步态测试并评估跌倒的可能性。测试时间为 15 分钟。在按要求完成测试后，请将结果所对应的选项 A/B/C/D 填写在每项测试所对应的括号内。

A. 0 分，B. 1 分，C. 2 分，D. 3 分，分数越高表示平衡功能越好。

1. 水平表面步态   （ ）

测试说明：以正常的速度从起点走到下一个标记。

A. 正常：步行 6 米，不使用任何辅助设备，良好的速度，没有平衡失调，正常的步态模式。

B. 轻度损害：步行 6 米，使用辅助装置，速度较慢，轻度步态偏差。

C. 中度损害，步行 6 米，速度慢，不正常的步态模式，明显的失衡。

D. 重度损害，没有援助则无法步行 6 米，严重步态偏差或失衡。

2. 步速的变化   （ ）

测试说明：开始先以正常步伐走（1.5 米），当喊"走"的时候，用你尽可能快的速度走（1.5 米），当喊"慢下来"的时候，用你尽可能慢的速度走（1.5 米）。

A. 正常：能顺利改变步行速度而不会失去平衡或步态偏离，能体现出正常步速与快慢步速间的显著步速差别。

B. 轻度损害：能改变步速，但看不出显著的步速变化，需使用器械辅助步速改变。没有或仅有步态偏离。

C. 中度损害：只能稍微改变步速，或可明显改变步速，但有步态显著或重大偏离，或在改变步速时失去平衡，不过可在恢复平衡后继续行走。

D. 重度损害：不能改变步速，或在改变步速时失去平衡，不得不靠着墙或需要人扶着。

续表

3. 步态与水平头转 ( )

测试说明: 开始先以正常步伐走。当喊"向右看"时, 保持直走, 但头转向右边。一直向右看直到"向左看", 然后继续保持直走, 头转向左边。一直向左看, 直到喊"直视", 然后继续保持直走, 而头回到中心位置。

A. 正常: 顺利转头, 没有任何步态改变。

B. 轻度损害: 顺利完成转头, 但伴轻微步速和步态改变(光滑步履稍有中断, 或需使用手杖)。

C. 中度损害: 在转头时有中度的步速和步态改变(速度放慢, 步态蹒跚), 但可以恢复并继续行走。

D. 重度损害: 在转头时严重扰乱步态(步态蹒跚, 宽度可达步基宽15°之外, 失去平衡而停止, 或需靠扶墙壁)

4. 步态与垂直头转 ( )

指导说明: 开始先以正常步伐走, 当喊"向上看"时, 保持直走, 但头往上。一直向上看直到喊"向下看"时, 头往下但继续保持直走。一直向下看直到喊"直视"时, 头回到中心位置, 但继续保持直走。

A. 正常: 完成转头而没有任何步态改变。

B. 轻度损害: 顺利完成转头, 但伴轻微步速和步态改变(光滑步履稍有中断或需使用手杖)。

C. 中度损害: 在转头时有中度的步速和步态改变(速度放慢, 步态蹒跚), 但可以恢复并继续行走。

D. 重度损害: 转头时严重扰乱步态(步态蹒跚宽度可达步基宽15°以上, 失去平衡而停止, 或需靠扶墙壁)。

步态指数评分: < 10, 提示有跌倒风险。

还可以使用《Morse跌倒危险因素评估量表》, 这一量表的使用更适合所有患者的跌倒风险评估。

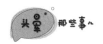

Morse 跌倒危险因素评估量表

项目	评分标准	MFS 分值
近 3 个月有无跌倒	无：0　　有：25	
多于一个疾病诊断	无：0　　有：15	
步行需要帮助	否：0 拐杖、助步器、手杖：15 轮椅、平车：30	
接受药物治疗	否：0　　是：20	
步态移动	正常、卧床不能移动：0 虚弱：10 严重虚弱：20	
精神状态	自主行为能力：0 无控制能力：15	
总得分：		
危险程度	MFS 分值	措施
零危险	0～24	一般措施
低度危险	25～45	标准防止跌倒措施
高度危险	＞45	高危险止跌倒措施

以上这些是目前较为常用的头晕护理评价量表，只有规范地进行护理评估，才能为正确的护理诊断、制定护理计划、评价护理效果提供依据，还可以积累经验，为患者的健康管理提出更好的建议。量表这一测量尺度也为我们评价患者的主观症状提供了便捷。

第六节　中医评价量表

中医对眩晕的诊断主要依靠《中医症候评分量表》，该表是结合王永炎主编的1997版《中医内科学》及2002版《中医新药临床研究指导原则》制定。主症2分，次症1分；主症具备2项，次症具备1项或以上者，参照舌脉即可确诊。有以下6型：1.风痰上扰型；2.阴虚阳亢型；3.肝火上炎型；4.痰湿中阻型；5.气血亏虚型；6.瘀血阻窍型。《眩晕病临床症候评价量表》在其基础上更加细化。

中医对眩晕的程度也进行了一个标准划分，其中一种常用的分级标准为《眩晕程度分级标准》。0级：无眩晕发作或发作停止；Ⅰ级：眩晕发作中和眩晕过后的日常生活均不受影响；Ⅱ级：发作中的日常生活被迫停止，眩晕过后很快完全恢复；Ⅲ级：发作过

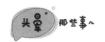

后大部分日常生活能自理；Ⅳ级：发作过后大部分日常生活不能自理；Ⅴ级：发作过后全部日常生活不能自理，且需别人帮助。轻度：0级、Ⅰ级；中度：Ⅱ级、Ⅲ级；重度：Ⅳ级、Ⅴ级。另外，《中医眩晕程度分级评分表》以头晕目眩、恶心呕吐、耳鸣耳聋、倦怠乏力、出汗异常、发作频率这6个症状为主，每个症状以其程度不同又分为4个评分标准，对应不同的分数，最后将其6项得分相加即为总分，从而综合判断患者眩晕的病痛程度。

而对于治疗后眩晕的疗效评定，中医也有相应的参考标准，其疗效评定标准参照1993年中华人民共和国卫生部制定发布的《中药新药临床研究指导原则》（第一辑）中规定的疗效标准，并制定相应的疗效指数标准。痊愈：眩晕等症状消失，疗效指数≥90%；显著：眩晕等症状明显减轻，头微有昏沉或头晕目眩轻微，但不伴有自身及景物的旋转、晃动感，可正常生活及工作，疗效指数≥70%，同时＜90%；有效：头昏或眩晕减轻，伴有轻微的自身或景物的旋转、晃动感，虽能坚持工作，但生活和工作受到影响，疗效指数≥30%，同时＜70%；无效：头昏沉及眩晕等症状无改善或加重，疗效指数＜30%。疗效指数即[（治疗前积分－治疗后积分）÷治疗前积分]×100%。

临床主要从以下三个方面的变化进行评价：

1. 主症：头晕目眩。

2. 伴随症状：恶心呕吐、耳鸣耳聋、倦怠乏力、出汗等。

3. 发作频率。

同时结合 TCD 等检查结果综合评价。

自从 DHI 被引入中国后，大多数学者在做研究时也以此作为眩晕评定量表。

中医症候评分量表

主症	正常（0分）	轻度（2分）	中度（4分）	重度（6分）	分值
眩晕	无	头晕眼花，时作时止	视物旋转，不能行走	眩晕欲扑，不能站立	
头痛	无	轻微头痛，时作时止	头痛可忍，持续不止	头痛难忍，上冲巅顶	
头如裹	无	微觉头沉	头重似蒙布	头重如带帽且紧	
胸闷	无	轻微胸闷	胸闷明显，时见太息	胸闷如窒	
呕吐痰涎	无	恶心，偶见痰涎清稀	干呕时吐，痰涎如唾	呕吐痰涎量多	
次症	正常（0分）	轻度（1分）	中度（2分）	重度（3分）	分值
心悸	无	偶见轻微心悸	心悸阵作	心悸怔忡	
失眠	无	睡眠稍有减少	时见失眠	不能入睡	
口淡	无	口淡，轻微无味	口淡较重	口淡不欲饮食	
食少	无	饮食稍有减少	饮食减少	饮食明显减少	

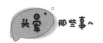

　　结合王永炎主编的 1997 年版《中医内科学》及 2002 年版《中医新药临床研究指导原则》制定。主症 2 分，次症 1 分；主症具备 2 项，次症具备 1 项或以上者，参照舌脉即可确诊。

舌象　　舌胖苔腻 □　　其他 □　　请描述:

脉象　　脉滑 □　　　其他 □　　请描述:

眩晕病临床症候评价量表

		无（0分）	轻度（1分）	中度（2分）	重度（3分）	分值
主症	头晕目眩	无	轻微眩晕，时作时止，不影响正常工作和生活	眩晕较重，不能正常生活和工作	眩晕严重，不能起身，需卧床休息	
次症	视物旋转	无	偶有短暂视物旋转，很快消失	视物旋转较严重，不愿睁眼	持续不能缓解，伴有重影	
	汗出肢冷	无	偶有少量汗出，自觉皮肤发凉	汗出较多，触之四肢皮温下降	汗多，四肢皮温下降，伴有发绀	
	恶心呕吐	无	偶有轻微恶心呕吐，但很快消失	恶心呕吐较严重，但正常生活和工作	频繁出现恶心呕吐，不能进食，需要禁食饮	
	耳鸣	无	偶有出现，不影响生活	经常出现，影响生活，但可忍受	持续存在，严重影响生活，难以忍受	
	头痛	无	偶尔出现，但程度较轻	经常出现，尚可忍受	频繁出现，难以忍受	
兼症	头蒙	无	偶发头蒙不清	经常出现，影响生活	频繁发作，难以忍受	
	肢麻震颤	无	偶发肢体震颤	时常出现肢体震颤	频繁出现肢体震颤	
	失眠多梦	无	偶有失眠多梦	每天失眠多梦	整夜不能入睡，需药物才能入睡	
	腰膝酸软	无	劳累后腰膝发酸，日常活动后偶有发生	日常活动后常发生腰膝发酸	腰酸欲折，膝软，站立困难	
	颜面潮红	无	轻微面红目赤	明显面红目赤	目赤如鸠，面赤如妆	

		无	偶有发生	活动时出现	反复发生，难以消失
兼症	胸闷作恶	无	偶有发生	活动时出现	反复发生，难以消失
	呕吐痰涎	无	偶有呕吐及少量痰涎	时有呕吐，咳痰	频繁呕吐，痰涎多不易咳出
	纳差腹胀	无	食欲明显减退	不想进食，进食量明显降低	厌食，极少进食或不进食
	面色㿠白	无	面色无华	面唇色淡	面唇苍白
	唇爪淡白	无	轻度色淡	中度色淡	严重色淡
	失眠多梦	无	偶有失眠，多梦	每天失眠，多梦	整夜不能入睡，需药物才能入睡
	神疲乏力	无	偶有疲乏	常有神疲乏力	神疲乏力持续存在，不能缓解
	心悸	无	轻度心悸	心悸经常出现	心悸持续不缓解
	食欲不振	无	食欲明显减退	不欲进食，进食量明显降低	厌食，极少进食或不进食
	虚热自汗	无	偶有少量汗出	汗液较多	安静休息时仍有自发出汗
	两目干涩	无	偶有发生	常觉两目干涩	两目干涩持续不缓解
	心烦健忘	无	偶有心烦，健忘	常心烦急躁，遇事易怒，时有健忘	烦躁不能自止，常健忘
	咽干口燥	无	晨起口微苦	口干少津，口苦食不知味	口干时饮水，口苦如涩
	颧红盗汗	无	两颧微红，偶有盗汗	颧红，常有盗汗	两颧深红，盗汗不止

续表

舌苔象脉象		异常（2分）	好转（1分）	正常（0分）	分值
	舌质				
	舌苔				
	脉象				

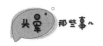

中医眩晕程序分级评分表

症状	分级量化标准
头晕目眩	☐ 0分：无头晕目眩 ☐ 2分：尚可忍受，闭眼即止 ☐ 4分：视物旋转，如坐舟船 ☐ 6分：眩晕欲扑，不能站立
恶心、呕吐	☐ 0分：无恶心、呕吐 ☐ 1分：轻度恶心、呕吐，但不影响日常生活及进食 ☐ 2分：影响日常生活及进食 ☐ 3分：频繁严重地恶心呕吐，需卧床休息
耳鸣、耳聋	☐ 0分：无耳鸣、耳聋 ☐ 1分：偶然出现 ☐ 2分：频繁出现，轻度听力下降 ☐ 3分：持续出现，影响工作和睡眠，明显听力障碍
倦怠乏力	☐ 0分：无倦怠乏力 ☐ 1分：乏力，偶有倦怠 ☐ 2分：时有嗜卧，乏力倦怠 ☐ 3分：整日困卧，对外界事物兴趣下降，坐时即可入睡
汗出异常	☐ 0分：无汗出 ☐ 1分：皮肤微潮，激动更甚 ☐ 2分：皮肤潮湿，动则汗出 ☐ 3分：稍动汗出，如水流漓
发作频繁	☐ 0分：无发作 ☐ 1分：偶然出现 ☐ 2分：经常出现 ☐ 3分：持续存在

第七节 眩晕症状量表（VSS）

　　眩晕症状量表（VSS）是以问卷的形式评估眩晕的严重程度，以及治疗或干预措施的有效性，还可评估前庭症状的持续时间。量表适用于所有眩晕患者，由患者进行填写。目前已有土耳其、波斯、南非等多种语言的版本，我国于 2015 年将其译成中文。

　　VSS 包括两个版本。一个是根据患者访谈内容构建的完整版本 VSS-lv（the long version），由 34 个题项组成，分为眩晕症状量表（VSS-VER）和自主神经焦虑症状量表（VSS-AA）两个子量表。单题项得分越高，表明最近一年内每个题项所描述情况的发生频率越高。每个题项按 5 级 Likert 法进行分级。"从来没有"为 0 分，"少许（1～3 次/年）"为 1 分，"有时候（4～12 次/年）"为 2 分，"经常发生（>12 次/月）"为 3 分，"非常频繁（平均>1 次/周）"为 4 分。总分越高，表示受试对象眩晕程度越严重。总分 0～33 分，为轻度眩晕；34～67 分，为中度眩晕；68～101 分，为重度眩晕；102～136 分，为极重度眩晕。

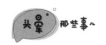

另一个是 VSS-sf（the short form）版本，包含 34 个题项中的 15 个题项，用于测量过去 1 个月出现头晕、不稳感及伴随的自主神经焦虑症状的次数，也采用 5 级 Liket 评分法，分为两个子量表，分数越高，说明症状发生的频率越高，主要目的是评估治疗效果，目前已用于临床试验。

前庭疾病患者常伴有心理生理症状，二者之间相互作用。患者因眩晕导致焦虑，焦虑反过来又会使眩晕加重，难以区分。而前庭检查往往不能发现这些情况，导致患者眩晕程度的主诉与前庭检查结果常存在出入。因此，将患者的眩晕与焦虑症状区分开是非常重要的。

而与目前最常用的 DHI 相比，VSS 不仅可用于评估前庭平衡症状的发生频率，还可用于评估对生活质量有严重影响的自主神经焦虑症状。VSS 的得分与临床诊断显著相关，而与焦虑程度几乎没有相关性。使用该量表可以评估患者眩晕症状的严重程度，而几乎不受患者焦虑症状的影响。

第八节　焦虑自评量表（SAS）

大家有没想过，头晕与焦虑有什么样的关系？在门诊，当患者被问到情绪如何的时候，很多患者都会回答："挺好的呀，没什么问题。"但是，不可否认的是，流行病学数据显示，罹患眩晕和平衡障碍的患者，同时还有精神障碍的比例高达30%～50%，而且，多项研究显示，在前庭功能障碍患者中，焦虑障碍的患病率为3%～41%。

这样的数据是不是很可怕？其实，多数患者会认为："你们说的'精神障碍'或'焦虑障碍'，不就是说我得精神病了吗？我没有精神病！"所以会极力否认，不愿意面对。

但是，为什么会有这么多的头晕患者存在精神共病呢？因为在我们的大脑中，前庭系统与焦虑之间存在共同的神经环路，当前庭神经系统受到损伤的时候，势必会影响到情绪，焦虑障碍其实是对头晕这样一个状态的超敏反应。因此，头晕患者要正视、接受这一情绪问题，才可以真正与它共处，使头晕症状不受情绪的影响而加重。

可是，"焦虑"不像血压、体温，有仪器可以测量，有具体数值可以表现出来。那么，可以用什么方式来体现"焦虑"呢？对于这样主观、抽象的症状描述，当然离不开量表。

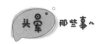

焦虑自评量表 (SAS)

焦虑是一种比较普遍的精神体验，长期存在焦虑反应的人易发展为焦虑症。本量表包含 20 个项目，分为 4 级评分，请您仔细阅读以下内容，根据最近一星期的情况如实回答。

填表说明：所有题目均共用答案，请在 A、B、C、D 下画"√"，每题限选一个答案。

姓名：　　　　　　　　性别：□男　　　□女

自评题目答案: A 表示没有或很少时间; B 表示小部分时间; C 表示相当多时间; D 表示绝大部分或全部时间。

1. 我觉得比平时容易紧张或着急	A	B	C	D
2. 我无缘无故会感到害怕	A	B	C	D
3. 我容易心里烦乱或感到惊恐	A	B	C	D
4. 我觉得自己可能要发疯	A	B	C	D
*5. 我觉得一切都很好	A	B	C	D
6. 我手脚发抖打战	A	B	C	D
7. 我因为头疼、颈痛和背痛而苦恼	A	B	C	D
8. 我觉得容易衰弱和疲乏	A	B	C	D
*9. 我觉得心平气和，并且容易安静坐着	A	B	C	D
10. 我觉得心跳得很快	A	B	C	D
11. 我因为一阵阵头晕而苦恼	A	B	C	D
12. 我有晕倒发作，或觉得要晕倒似的	A	B	C	D
*13. 我吸气和呼气都感到很容易	A	B	C	D
14. 我的手脚麻木和刺痛	A	B	C	D

续表

15. 我因为胃痛和消化不良而苦恼	A	B	C	D
16. 我常常要小便	A	B	C	D
*17. 我的手脚常常是干燥温暖的	A	B	C	D
18. 我脸红发热	A	B	C	D
*19. 我容易入睡并且一夜睡得很好	A	B	C	D
20. 我做噩梦	A	B	C	D

评分标准：正向计分题：A、B、C、D 按 1、2、3、4 分计；反向计分题：（标注 * 的题目题号：5、9、13、17、19）按 4、3、2、1 分计。总分乘以 1.25 后取整数，即得标准分。

低于 50 分者为正常；51～60 分者为轻度焦虑；61～70 分者为中度焦虑；70 分以上者为重度焦虑。

SAS 是 Zung 于 1971 年编制的，需要大家通过最近一段时间的真实情况，如实回答这些题目，然后得出相应的分数来判断是否存在焦虑。它可以准确、迅速反映伴有焦虑倾向患者的主观感受。其适用范围广，不仅适用于精神患者，还适用于各种职业、不同文化背景及年龄段的健康人。由于这一工具的广泛应用，可以为临床心理咨询、诊断、治疗及病理心理机制的研究提供科学依据，也为人们居家自我检测焦虑情绪问题提供参考（文末还附了两个常用焦虑量表供大家参考）。

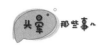

广泛性焦虑障碍量表 (GAD-7)

姓名:　　　　性别:　　　年龄:　　　　日期:　　　　测定次数:

根据过去两周的状况，请您回答是否存在下列描述的状况及频率，请看清楚问题后在符合您的选项前的数字上面画"√"。

	完全 不会	好几天	超过 一周	几乎 每天
1. 感觉紧张、焦虑或急切	0	1	2	3
2. 不能够停止或控制担忧	0	1	2	3
3. 对各种各样的事情担忧过多	0	1	2	3
4. 很难放松下来	0	1	2	3
5. 由于不安而无法静坐	0	1	2	3
6. 变得容易烦恼或急躁	0	1	2	3
7. 感到似乎将有可怕的事情发生而害怕	0	1	2	3

评分规则: 每个条目 0～3 分，总分就是将 7 个条目的分值相加，总分范围 0～21 分。0～4 分，表示没有焦虑；5～9 分，表示轻度焦虑；10～14 分，表示中度焦虑；15～21 分，表示重度焦虑。

汉密尔顿焦虑量表 (HAMA)

姓名： 性别： 年龄： 婚姻： 文化程度：
职业： 病案号： 临床诊断：
评估日期： 年 月 日 第 次 总分：
评估医生：
各级的标准：0= 无症状；1= 轻；2= 中等；3= 重；4= 极重。

编号	项目	表现	无	轻	中	重	极重
1	焦虑心境	担心、担忧，感到有最坏的事将要发生，容易激惹	0	1	2	3	4
2	紧张	有紧张感、易疲劳、不能放松 情绪反应：易哭、颤抖、感到不安	0	1	2	3	4
3	害怕	害怕黑暗、陌生人、一人独处、动物、乘车或旅行及人多的场合	0	1	2	3	4
4	失眠	难以入睡、易醒、睡得不深、多梦、夜惊、醒后感觉疲倦	0	1	2	3	4
5	认知功能（记忆、注意力障碍）	注意力不能集中，记忆力差	0	1	2	3	4
6	抑郁心境	丧失兴趣、对以往的爱好缺乏快感、抑郁、早醒，昼重夜轻	0	1	2	3	4

7	躯体性焦虑（肌肉系统）	肌肉酸痛、活动不灵活、肌肉抽动、肢体抽动、牙齿打战、声音发抖	0	1	2	3	4
8	躯体性焦虑（感觉系统）	视物模糊、发冷或发热、软弱无力感、浑身刺痛	0	1	2	3	4
9	心血管系统症状	心动过速、心悸、胸痛、血管跳动感、昏倒感、早搏	0	1	2	3	4
10	呼吸系统症状	胸闷、窒息感、叹息、呼吸困难	0	1	2	3	4
11	胃肠道症状	吞咽困难、嗳气、消化不良（进食后腹痛、腹胀、恶心）、肠蠕动感、肠鸣、腹泻、体重减轻、便秘	0	1	2	3	4
12	生殖泌尿系统症状	尿频、尿急、停经、性冷淡、早泻、阳痿	0	1	2	3	4
13	自主神经系统症状	口干、潮红、苍白、易出汗、起鸡皮疙瘩、紧张性头痛、毛发竖起	0	1	2	3	4

续表

14	会谈时的行为表现	一般表现：紧张、不能松弛、忐忑不安、咬手指、紧紧握拳、摸弄手帕、面肌抽搐、不宁顿足、手发抖、皱眉、表情僵硬、肌张力高、叹息样呼吸、面色苍白 生理表现：吞咽、打呃、安静时心率快、呼吸快（20次/分以上）、腱反射亢进、震颤、瞳孔放大、眼睑跳动、易出汗、眼球突出	0	1	2	3	4

HAMA 所有项目采用 0～4 分的 5 级评分法，包括 14 个项目。评分规则：总分超过 29 分，表示可能为严重焦虑；≥21 分，表示肯定有明显焦虑；≥14 分，表示肯定有焦虑；≥7 分，表示可能有焦虑；≤6 分，表示患者没有焦虑症状。分界值为 14 分。

因子分析：HAMA 分躯体性和精神性两大类因子结构。

（1）**躯体性焦虑**：由运动系统、循环系统、呼吸系统、消化系统、生殖泌尿系统和自主神经系统，共计 7 项症状组成。

（2）**精神性焦虑**：由焦虑、紧张、害怕、失眠、认知功能障碍、抑郁及会谈时的行为表现，共计 7 项组成。

通过因子分析，不仅可以具体反映患者的精神病理学特点，也可以反映症状群的治疗结果。

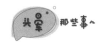

第九节　抑郁自评量表（SDS）

上一节我们讲到了"焦虑自评量表"，提到了"焦虑"与头晕的关系，其实，还有一种情绪障碍也与其息息相关，那就是——抑郁。由于头晕患者通常会继发其他躯体症状，如睡眠障碍、精力不足易疲劳等，患者长时间被这样的问题困扰，但又较少诉说自己的情绪，就有可能并发抑郁障碍。而抑郁又是可能导致失眠的最大危险因素，因此，又会造成躯体症状与情绪障碍的恶性循环。也有越来越多的研究显示，眩晕 / 头晕与抑郁症之间具有相关性，但是其因果关系尚不明确。流行病学数据显示，头晕患者中，抑郁症的患病率为 6%～62%。那么，关于"抑郁"应该使用什么量表呢？临床最常用的是抑郁自评量表 (SDS)。

抑郁自评量表 (SDS)

本量表包含 20 个项目，分为 4 级评分，为保证调查结果的准确性，务请您仔细阅读以下内容，根据最近一周的情况如实回答。

填表说明：所有题目均共用答案，请在 A、B、C、D 下画"√"，每题限选一个答案。

姓名：_____　　　性别：□男　　□女

自评题目答案：A. 没有或很少时间；B. 小部分时间；C. 相当多时间；D. 绝大部分或全部时间。

1. 我觉得闷闷不乐，情绪低沉	A	B	C	D
* 2. 我觉得一天之中早晨最好	A	B	C	D
3. 我一阵阵哭出来或想哭	A	B	C	D
4. 我晚上睡眠不好	A	B	C	D
* 5. 我吃得跟平常一样多	A	B	C	D
* 6. 我与异性密切接触时和以往一样感到愉快	A	B	C	D
7. 我发觉我的体重在下降	A	B	C	D
8. 我有便秘的苦恼	A	B	C	D
9. 我心跳比平时快	A	B	C	D
10. 我无缘无故地感到疲乏	A	B	C	D
* 11. 我的头脑跟平常一样清楚	A	B	C	D
* 12. 我觉得经常做的事情并没困难	A	B	C	D
13. 我觉得不安，平静不下来	A	B	C	D
* 14. 我对将来抱有希望	A	B	C	D
15. 我比平常容易生气、激动	A	B	C	D
* 16. 我觉得做出决定是容易的	A	B	C	D
* 17. 我觉得自己是个有用的人，有人需要我	A	B	C	D
* 18. 我的生活过得很有意思	A	B	C	D
19. 我认为如果我死了别人会生活得更好些	A	B	C	D
* 20. 平常感兴趣的事我仍然感兴趣	A	B	C	D

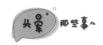

> 评分标准：正向计分题，A、B、C、D 按 1、2、3、4 分计；反向计分题，（标注 * 的题目题号：2、5、6、11、12、14、16、17、18、20）按 4、3、2、1 分计。总分乘以 1.25 后取整数，即得标准分。
>
> 低于 50 分者，为正常；50～60 分者，为轻度抑郁；61～70 分者，为中度抑郁；70 分以上者，为重度抑郁。

  这一量表主要适用于具有抑郁症状的成年人，对心理咨询门诊及住院精神患者也可以使用，当然也适用于各种职业、不同文化背景及年龄段的健康人。值得注意的是，关于抑郁症状的分级，除了参考量表分值外，还要根据临床症状，特别是症状的严重程度来划分。而对于头晕的患者来说，多数为轻、中度抑郁，让患者做这样的自评量表，并不是为了诊断这一疾病，而是为了及时发现患者潜存的问题，然后尽早进行针对性的治疗，以取得更好的治疗效果。而且量表只能作为一项参考指标，而不是绝对的标准。

  需要注意的是，无论是 SAS 还是 SDS，由于这是患者阅读评分条目自主打分，所以对于文化程度较低或智力较差的人效果不佳，若遇到这一类的患者，使用"他评量表"可能会得到更准确的评定，或者我们可以念给患者听来进行评定。而且两项自评量表中都存在一部分题目是反向评分，如果不能正确理解其意义则会影响分数的统计结果。

  下面附了两个临床常用的抑郁量表供大家参考。

抑郁症筛查量表（PHQ-9）

姓名：　　　　　年龄：　　　　性别：□男生　□女生　　　日期：

在过去的两周里，以下症状在你的生活中出现的频率是多少？把相应的数字总和加起来。

序号	项目	没有	有几天	一半以上	几乎每天
1	做事时提不起劲儿或没有兴趣	0	1	2	3
2	感到心情低落，沮丧或绝望	0	1	2	3
3	入睡困难、睡不安或睡得过多	0	1	2	3
4	感觉疲倦或没有活力	0	1	2	3
5	食欲不振或吃太多	0	1	2	3
6	觉得自己很糟或觉得自己很失败，让自己、家人失望	0	1	2	3
7	对事物专注有困难，例如看报纸或看电视时	0	1	2	3
8	行动或说话速度缓慢到别人已有察觉，或刚好相反——变得比平日更烦躁或坐立不安，动来动去	0	1	2	3
9	有不如死掉或用某种方式伤害自己的念头	0	1	2	3

评分规则：每个条目0～3分，总分是将9个条目的分值相加。

0～4分：没有抑郁症（注意自我保重）；5～9分：可能有轻微抑郁症（建议咨询心理医生或心理医学工作者）；10～14分：可能有中度抑郁症（最好咨询心理医生或心理医学工作者）；15～19分：可能有中重度抑郁症（建议咨询心理医生或精神科医生）；20～27分：可能有重度抑郁症（一定要看心理医生或精神科医生）。

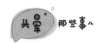

汉密尔顿抑郁量表 (HAMD)

姓名：　　　　性别：　　年龄：　　婚姻：　文化程度：

职业：　　　　病案号：　　　　临床诊断：

评估日期：　　年　　月　　日　　第　次　　总分：

评估医生：

各级的标准：0= 无症状；1= 轻；2= 中等；3= 重；4= 极重。

序号	项目	评分标准	无	轻	中	重	极重
1	抑郁情绪	0. 未出现 1. 只在问到时才诉说 2. 在访谈中自发地描述 3. 不用言语也可以从表情、姿势、声音或欲哭中流露出这种情绪 4. 患者的自发言语和非语言表达（表情、动作）几乎完全表现为这种情绪	0	1	2	3	4
2	有罪恶感	0. 未出现 1. 责备自己，感到自己已连累他人 2. 认为自己犯了罪，或反复思考以往的过失和错误 3. 认为目前的疾病是对自己错误的惩罚，或有罪恶妄想 4. 罪恶妄想伴有指责或威胁性幻想	0	1	2	3	4
3	自杀	0. 未出现 1. 觉得活着没有意义 2. 希望自己已经死去，或常想与死亡有关的事 3. 消极观念（自杀念头） 4. 有严重自杀行为	0	1	2	3	4

续表

4	入睡困难	0. 入睡无困难 1. 主诉入睡困难，上床半小时后仍不能入睡（要注意平时患者入睡的时间） 2. 主诉每晚均有入睡困难	0	1	2		
5	睡眠不深	0. 未出现 1. 睡眠浅，多噩梦 2. 半夜（晚上12点以前）曾醒来（不包括上厕所）	0	1	2		
6	早醒	0. 未出现 1. 有早醒，比平时早醒1小时，但能重新入睡 2. 早醒后无法重新入睡	0	1	2		
7	工作和兴趣	0. 未出现 1. 提问时才诉说 2. 自发地直接或间接表达对活动、工作或学习失去兴趣，如感到无精打采、犹豫不决，不能坚持或需强迫自己去工作或劳动 3. 病室活动或娱乐不满3小时 4. 因目前的疾病而停止工作，住院患者不参加任何活动或者没有他人帮助便不能完成室内的日常事务	0	1	2	3	4
8	迟缓	0. 思维和语言正常 1. 精神检查中发现轻度迟缓 2. 精神检查中发现明显迟缓 3. 精神检查进行困难 4. 完全不能回答问题（木讷）	0	1	2	3	4

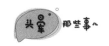

9	激越	0. 未出现异常 1. 检查时有些心神不定 2. 明显心神不定或小动作多 3. 不能静坐，检查中曾起立 4. 搓手、咬手指、揪头发、咬嘴唇	0	1	2	3	4
10	精神焦虑	0. 无异常 1. 问后能及时诉说 2. 自发地表达 3. 表情和言谈流露出明显的忧虑 4. 明显惊恐	0	1	2	3	4
11	躯体性焦虑	指焦虑的生理症状，包括口干、腹胀、腹泻、打嗝、腹绞痛、心悸、头痛、过度换气和叹息，以及尿频和出汗等 0. 未出现 1. 轻度 2. 中度，有肯定的上述症状 3. 重度，上述症状严重影响生活，需要处理 4. 严重影响生活和活动	0	1	2	3	4
12	胃肠道症状	0. 未出现 1. 食欲减退，但不需要他人鼓励便自行进食 2. 进食需他人催促或请求，需要应用泻药或助消化药	0	1	2		

13	全身症状	0. 未出现 1. 四肢、背部或颈部有沉重感，兼有背痛、头痛、肌肉疼痛、全身乏力或疲倦 2. 症状明显	0	1	2		
14	性症状	指性欲减退、月经紊乱等 0. 无异常 1. 轻度 2. 重度 不能肯定，或该项对被评者不适合（不计入总分）	0	1	2		
15	疑病	0. 未出现 1. 对身体过分关注 2. 反复考虑健康问题 3. 有疑病妄想，并常因疑病而去就诊 4. 伴幻觉的疑病妄想	0	1	2	3	4
16	体重减轻	按 A 或 B 评定 A. 按病史评定： 0. 不减轻 1. 患者述可能有体重减轻 2. 肯定体重减轻 B. 按体重记录评定： 0. 一周内体重减轻 0.5 kg 以内 1. 一周内体重减轻超过 0.5 kg 2. 一周内体重减轻超过 1 kg	0	1	2		

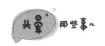

续表

17	自知能力	0. 知道自己有病，表现为忧郁 1. 知道自己有病，但归咎伙食太差、环境问题、工作过忙、病毒感染或需要休息 2. 完全否认有病	0	1	2
总分：					
评分规则：总分＜8 分，表示正常；总分在 8～20 分，表示可能有抑郁症；总分在 21～35 分，表示肯定有抑郁症；总分＞35 分，表示患有严重抑郁症。					

第十节　Berg 平衡量表（BBS）

BBS 是目前国外临床上应用最多的平衡量表，常常用于评定脑血管及脑损伤患者的平衡功能。这是一份综合性功能检查量表，它通过观察多种功能活动来评价患者重心主动转移的能力，对患者坐位、站位时的动、静态平衡进行全面检查。如今，BBS 已经成为一个标准化的评定方法，广泛应用于临床，显示出较好的信度、效度和敏感性。

BBS 将平衡功能从易到难分为 14 项内容进行检查，每一评定项目分为 0、1、2、3、4 共 5 个功能等级，计分：4 分表示能够正常完成所检查的动作；0 分则表示不能完成或需要大量帮助才能完成。总分最低分为 0 分，最高分为 56 分。大量研究显示，BBS 与跌倒风险具有高度相关性，分数越高说明平衡能力越好，跌倒风险越低。

Berg 平衡量（BBS）

检查项目	指令	评分标准
1. 从坐位站起	尽量不用手支撑，站起来	4分：不用支撑就能站起来，且保持稳定
		3分：能用手支撑站起来，且保持稳定
		2分：尝试几次后，能用手支撑站起来
		1分：站起来或稳定需要少量帮助
		0分：站起来需要中等或大量帮助
2. 无支持站立	请独自站立 2 分钟	4分：能安全地独立站立 2 分钟
		3分：在监护下能站立 2 分钟
		2分：能独自站立 30 秒
		1分：尝试几次才能独自站立 30 秒
		0分：不能独自站立 30 秒
如果患者能安全地独自站立 2 分钟，那么"独立坐"项得满分，直接进入第 4 项。		

检查项目	指令	评分标准
3. 无支持坐位	两手抱胸坐2分钟(背部无支持，脚可踩在地上、矮凳上)	4分：在无协助下，能安全地坐2分钟
		3分：在监护下能坐2分钟
		2分：能独自坐30秒
		1分：能独自坐10秒
		0分：需支撑才能坐10秒
4. 从站立位坐下	请坐下	4分：需要很少帮助(手支撑)就能安全坐下
		3分：需要用手控制才能慢慢坐下
		2分：腿的后面靠着椅子才能坐下
		1分：能独立坐下，但下降过程无法控制
		0分：需要帮助才能坐下
5. 转移	床→椅转移	4分：能安全转移，很少用手
		3分：能安全转移，需用手支撑
		2分：口头提示或监督下能转移
		1分：需一个人帮助转移
		0分：需两个人帮助转移或监督
6. 闭眼站立	闭眼站立10秒	4分：能安全地闭眼站立10秒
		3分：在监督下能闭眼站立10秒
		2分：闭眼站立3秒
		1分：不能闭眼3秒，但能安全地站立
		0分：需帮助防止摔倒

续表

检查项目	指令	评分标准
7. 双足并拢站立	无支撑下双足并拢站立	4分: 能双足并拢安全地站1分钟
		3分: 在别人的监督下, 能双足并拢安全地站1分钟
		2分: 能双足并拢, 但不能保持30秒
		1分: 需帮助并拢双足, 能保持15秒
		0分: 别人需帮助并拢双足, 不能保持15秒
8. 站立位上肢前伸并向前移动	抬起上肢能与身体成90度, 伸开手指尽可能向前 (上肢与身体成90度时, 医生将直尺置于手指末端, 手指不能触到尺子, 测量患者前倾最大时手指向前伸的距离。双手尽量前伸, 避免身体旋转)	4分: 能安全地向前伸25 cm
		3分: 能向前伸12 cm
		2分: 能向前伸5 cm
		1分: 在别人的监督下能向前伸
		0分: 需外部支撑或向前伸时失去平衡
9. 站立位从地上拾物	从站立位捡起脚前面的拖鞋或物品	4分: 能安全、容易地捡起拖鞋
		3分: 在别人的监督下能捡起拖鞋
		2分: 不能捡起拖鞋, 但距离物品2～5 cm时能独立保持平衡
		1分: 不能捡起, 尝试时需别人的监督
		0分: 不能尝试或需要别人的帮助以防止失去平衡或摔倒

检查项目	指令	评分标准
10. 站立位时转身向后看	左转看身后，再右转看身后（医生在患者背后直接观察，鼓励患者转身）	4分：能从左右两边向后看，重心转移较好
		3分：能从一边向后看，另一边重心转移较少
		2分：只能从一边向后看，但平衡较好
		1分：转身时需要别人的监督
		0分：需要别人的帮助防止重心不稳或摔倒
11. 转身一周	顺时针转身一周，暂停，再逆时针转身一周	4分：安全转身一周，用时≤4秒
		3分：只能一个方向转身一周，用时≤4秒
		2分：能安全地转身一周，但较缓慢
		1分：需要别人的密切监督或口头提示
		0分：需要别人的帮助
12. 无支持站立时，将一只脚放在台阶或凳子上	无支撑下，双足交替踏台阶（或矮凳）4次	4分：能安全独立地交替踏4次，用时<20秒
		3分：能独立地交替踏4次，用时>20秒
		2分：在别人的监督下（不需帮助）双足交替踏2次
		1分：需要别人的少量帮助才能双足交替踏1次以上
		0分：需要别人的帮助才能尝试或防止摔倒

续表

检查项目	指令	评分标准
13. 双足前后站	(示范) 一只脚向前迈步。如果不能直接向前迈步，尽量向前迈远点，前脚的脚跟在后脚的脚趾前，步长需超过脚长，步宽需约等于患者的正常步宽	4分: 能独自向前、向后一步，并保持30秒
		3分: 能独自向前一步，并保持30秒
		2分: 能迈一小步，保持30秒以上
		1分: 迈步时需要别人的帮助，但能保持15秒
		0分: 在迈步或站立时失去平衡
14. 单腿站立	无支撑下，单脚站立尽可能长的时间	4分: 单脚独自站立 > 10秒
		3分: 单脚独自站立 5 ～ 10秒
		2分: 单脚独自站立 ≥ 3秒
		1分: 能抬起脚独自站立，但不能保持3秒
		0分: 不能尝试或需帮助防止摔倒

评分规则:

0 ～ 20 分: 平衡功能差，患者需乘坐轮椅。

21 ～ 40 分: 有一定的平衡能力，患者可在辅助下步行。

41 ～ 56 分: 平衡功能较好，患者可独自步行。

< 40 分: 有跌倒的危险。

> 45 分: 跌倒风险增大。

45 分通常作为老年人跌倒风险的临界值。

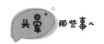

第十一节　前庭功能障碍量表（VADL）

　　VADL 可评估患者日常活动的独立性。由职业治疗师开发以满足其临床需求，主要评估患者功能限制情况，但不考虑其背后的病理机制。VADL 表面效度好，内部一致性高，对治疗后的变化敏感，但是与眩晕的强度与频率相关性较弱。VADL 条目主要是研发者所在国家的患者易接触的常见活动，而我国地域辽阔，不同地区患者的日常活动偏好不同，且不同的患者日常活动也不同，比如，在我国老年患者中经常开车的并不多，农村老人也很少使用电梯。故此量表有一定的局限性。此外，VADL 也没有涉及前庭功能障碍对患者心理和情绪的评估。

前庭功能障碍量表（VADL）

姓名：　　　　　　年龄：　　　　性别：

文化程度：　　　　职业：

独立完成等级
1 分：独立完成
2 分：不舒服但独立完成的能力无变化
3 分：能力降低但完成方式没有变化
4 分：变慢、变谨慎、很小心
5 分：更愿意借助物体的帮助

续表

6 分：必须借助物体来完成

7 分：必须借助特殊设备来完成

8 分：需要他人体力帮助

9 分：依赖别人

10 分：太难了，不再做这个活动了

NIA：从未做过这项活动

问题序号	问题内容
1	从卧位站起来
2	从床或椅子上由坐位到站起
3	穿上衣，如衬衫、文胸、汗衫等
4	穿长裤、短裤、裙子、内裤等
5	穿短袜或长筒袜
6	穿鞋
7	能够进出浴缸或淋浴
8	自己用浴缸或淋浴洗澡
9	拿到超过头部高度的物品（从橱柜或书架上拿东西）
10	拿到较低位置的物品（如从地板或书架底层拿东西）
11	做饭
12	亲密行为（如爱抚、性行为）
13	在平坦地面上行走
14	在不平坦的地面上行走
15	上台阶

16	下台阶
17	在狭窄空间内行走（如走廊或超市过道内）
18	在空阔的空间行走
19	在拥挤的人群中行走
20	开车
21	上下升降电梯
22	上下自动扶梯
23	提着东西走路（如包、垃圾等）
24	做相对简单、轻松的家务（如打扫房间）
25	做繁重、辛苦的家务（如搬动家具）
26	积极的休闲活动（如适当体育锻炼、园艺）
27	职业活动（如工作、学习、照顾小孩、家政服务）
28	日常出行（如开车、乘坐公交）

第四章 头晕的治疗

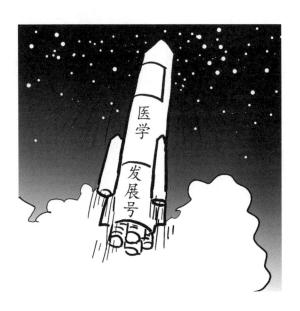

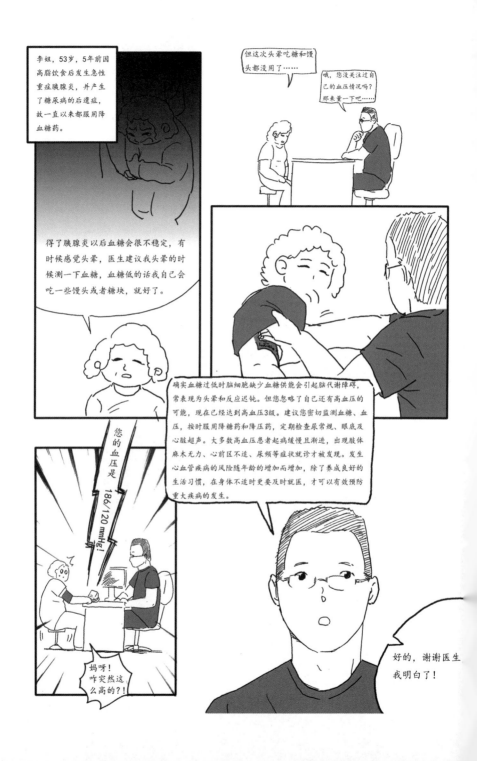

第一节 头晕以后要尽快吃药吗?

通过前面的介绍，大家对头晕应该有了基本的了解和认识。面对头晕入院的患者，医生首先要判断是急性发作还是慢性病程，是周围性还是中枢性，是缺血性还是出血性。

头晕患者急性发作，其特点是突发、严重、持续时间短，表现为感觉周围物体在旋转，伴有恶心、呕吐、出汗、全身乏力及麻木、心率过快或过慢、血压升高或降低，甚至伴有明显的肠蠕动亢进和便意感等自主神经症状。病因包括梅尼埃病、突发性耳聋、耳石症及急性脑血管病，这时需要药物干预，以尽快改善患者的不适症状，缓解其紧张、痛苦感。这些药物的作用为改善微循环、止晕、活血化瘀等，可以口服用药或是静脉给药。

如果是一位慢性病程患者，头晕几年甚至数十年，其头晕特点是缓慢、不严重、持续时间长，无自主神经症状。病因可能是全身系统疾病而非前庭系统病变引起，包括高血压、糖尿病、冠心病、脑梗死后遗症、贫血、中毒及精神疾病。这些慢性病需要专科医生明确诊断后方可药物治疗，以解决疾病本身带来的不适感。

因此，对上述头晕患者，首先是明确病因再对症下药，而不是一头晕就吃药，因为这只能解决当下问题，很难药到病除。

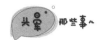

第二节　头晕以后能按照自己的经验吃药吗？

　　头晕以后，如果有一定经验，比如，懂头晕的医生或者看过我们这本书的朋友，应该知道怎么做。第一要在家测量血压；第二要注意平卧休息。如果判断属于脑源性的头晕，应该拨打120，避免延误脑干卒中或小脑卒中的治疗。注意，头晕病史的采集至关重要，75% 左右的患者可以通过问诊初步诊断。例如，我们在急诊遇到很多患者在家头晕，自己测量血压超过正常值，自服降压药治疗，再一测量还是居高不下，他们就再加一片甚至两片，导致短时间内药物浓度蓄积，血压骤降，最终出现一过性脑部缺血、缺氧，甚至导致脑梗死，给自己及家人造成不必要的负担。如果您有一定的经验，家中也有一些相关的药，在等待120急救车到来的同时，可以尝试服用倍他司汀 / 地芬尼多 / 苯海拉明等药物，可以先改善头晕症状。其实最主要的是卧床休息，避免剧烈活动，减少头颈部活动和声光刺激。

第三节　头晕以后是吃药、输液，还是打针？

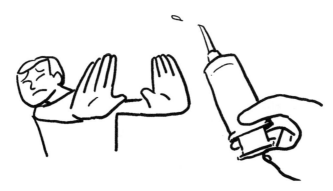

对于头晕的患者，不论是口服、输液，还是打针，都要根据病情而定，从而缓解不适症状。在临床上，医生会从以下发病特点选择用药。

1. 一般处理：卧床休息、减少和避免头颈部活动；症状逐渐缓解后可下地活动，避免长期卧床，尽量减少各种外界环境的声光刺激。

2. 适当控制水和盐的摄入：进半流质、低盐、低脂食物，以免造成内耳迷路和前庭核水肿，必要时静脉输液维持营养。

一、周围性头晕患者的常用药

周围性头晕，如梅尼埃病、耳石症、迷路炎、晕动症、前庭

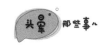

神经炎等引起的头晕，常用药物主要有三类。

1. 常用的口服药物

（1）改善微循环：倍他司汀片、地芬尼多片、地巴唑片。伴焦虑、紧张者，给予安定口服。

（2）钙离子通道阻滞剂：盐酸氟桂利嗪胶囊。

2. 静脉用药

（1）血管扩张剂：盐酸罂粟碱注射液 30 mg，静脉滴注；倍他司汀注射液 10 mg，静脉滴注。

（2）低分子右旋糖酐：500 mL，静脉滴注，可降低血液黏稠度，解除血管内红细胞聚集，降低外周血管阻力。

（3）抗病毒：注射用阿昔洛韦、注射用更昔洛韦。

3. 肌内注射用药

（1）抗胆碱药：阿托品、山莨菪碱等。

（2）抗组胺药：头晕剧烈者，选用苯海拉明注射液、注射用苯巴比妥、地西泮注射液；伴呕吐者，给予甲氧氯普胺 10 mg，肌内注射。

二、中枢性头晕患者的常用药

中枢性头晕，如缺血性脑血管病、出血性脑血管病、听神经瘤、脑膜瘤导致的头晕。

1. 口服用药：阿司匹林肠溶片、氯吡格雷片、吲哚布芬片。

2. 静脉用药

（1）脱水剂：甘露醇注射液、甘油果糖注射液。

（2）抗栓药和溶栓药：尿激酶、注射用阿替普酶、低分子肝素等。

3. 肌内注射用药：维生素 B_1 注射液、维生素 B_{12} 注射液等。

第四节　常用的头晕治疗方法

临床上关于头晕的分类很多，有按解剖分类，有按临床症状分类，也有按病因分类。我们在这里将从病因的角度切入，概述头晕的治疗现状。

一、循环缺血所致的头晕

对此病的治疗，改善脑的血液循环可以缓解症状，常见的药物有：天麻素、银杏叶制剂、丹参川芎嗪注射液、甲磺酸倍他司汀等。同时针对病因积极治疗原发疾病，如静脉溶栓、血管内取栓、抗血小板聚集、调脂等。近年来尚有一些其他药物用于治疗后循环缺血性头晕的报道，如丁苯酞注射液、奥扎格雷钠、马来酸桂哌齐特注射液等。

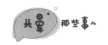

二、慢性主观性头晕

对此病的治疗主要从以下几方面入手。

1. 药物治疗：氟哌噻吨美利曲辛片、枸橼酸坦度螺酮片、巴戟天胶囊等。

2. 心理行为干预治疗。

3. 前庭康复训练，此类治疗主要适用于焦虑、抑郁障碍程度较轻，伴有慢性前庭功能障碍，恐惧摔倒者。

三、脑卒中后头晕

对本病常采用改善脑循环、营养神经的治疗。

四、高血压性头晕

对本病主要以控制血压及服用倍他司汀对症治疗。

五、耳源性头晕

对于耳源性头晕常采取病因治疗。

1. 针对耳石症，经手法复位后大部分患者可获缓解，但仍有少部分患者无效。无效的患者考虑合并有前庭功能障碍。

2. 对于梅尼埃病，根据梅尼埃病诊断和治疗指南，多采用患者教育，改善生活方式，使用倍他司汀、利尿剂、糖皮质激素药物治疗，以及前庭康复训练、手术等治疗。

3. 对于前庭神经炎，多采用前庭抑制剂对症治疗、病因治疗及前庭康复训练。

六、脑外伤后头晕

对此病的治疗，现代医学采用的原则多是改善脑部血供、营养神经等，有医生运用高压氧治疗脑外伤后头晕患者，结果显示，高压氧治疗显著改善了脑外伤后头晕患者的症状，提高了患者生活质量。这表明高压氧治疗脑外伤后头晕是一种效果好且无创的治疗手段，值得借鉴。

第五节　治疗头晕的中成药

很多中成药对于改善头晕也有一定疗效，本节简单介绍几种具有改善头晕作用的中成药。但在使用时要遵医嘱，因为中医需要辨证论治，不同原因导致的头晕，治疗方案是不同的。

一、蛭芎胶囊

成分：水蛭、川芎、丹参、葛根、益母草。

适应证：功效主要是活血化瘀、通经活络，所以常用于脑动脉硬化症及脑卒中恢复期的瘀血阻络所导致的眩晕、头痛，还有肢体麻木等。

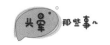

使用方法：口服，一次4粒，一日3次。

不良反应：尚不明确。

注意事项：肝、肾功能不良者慎用。

二、同仁牛黄清心丸

成分：当归、川芎、甘草、山药、黄芩、白芍、麦冬、白术（麸炒）、六神曲（麸炒）、蒲黄（炒）、大枣（去核）、阿胶、茯苓、人参、防风、干姜、柴胡、肉桂、白蔹、桔梗、大豆黄卷、苦杏仁(炒)、人工牛黄、人工麝香、水牛角浓缩粉、羚羊角、冰片。

适应证：主要用于治疗气血不足、痰热所导致的头晕目眩、口眼歪斜、偏瘫失语、神志昏迷等，也可用于高血压、脑卒中先兆、心血管疾病的治疗。

使用方法：口服，水蜜丸一次2～4g；大蜜丸一次1～2丸；一日2次，小儿酌减。

不良反应：尚不明确。

注意事项：

1. 孕妇慎用。

2. 孕妇及哺乳期女性、儿童、老年人使用本品应遵医嘱。

3. 运动员慎用。

4. 过敏体质者慎用。

5. 儿童必须在成人的监护下使用。

6.如正在服用其他药品，使用本药前请咨询医生。

三、杞菊地黄丸

成分：枸杞子、菊花、熟地黄、酒萸肉、牡丹皮、山药、茯苓、泽泻，辅料为蜂蜜。

适应证：对老年人由于肾虚肝弱引发的眩晕、耳鸣、迎风流泪、视物昏花，以及因肝肾阴虚引起的视神经炎、视神经萎缩、中心视网膜炎、眼干症、球后视神经炎、老年性白内障、早期老年黄斑变性等眼部疾病，都有很好的效果。不仅如此，长期服用杞菊地黄丸还能增强人体免疫力，改善肝脏功能并促进肝脏的代谢及排毒功能。

使用方法：口服。

1.小蜜丸一次9g，一日2次。

2.浓缩丸一次8丸，一日3次。

3.水蜜丸一次6g，一日2次。

4.大蜜丸一次1丸，一日2次。

不良反应：

1.肝肾损伤：虽然杞菊地黄丸是一种中成药，副作用比较小，但是这种药物需要经过肝、肾代谢，如果长期用药有可能会加重肝、肾的负担，导致肝、肾损伤，所以肝、肾功能不全的人要慎重用药。

2.小便增多：因为杞菊地黄丸的成分中有一味中药是茯苓，

这种中药有一定的利水作用，所以服用杞菊地黄丸后可能会导致小便增多，频繁上厕所，不过对身体健康的危害不大。

3. 肠胃不适：有些肠胃功能比较差的人服用这种药物后，可能会对胃肠黏膜造成一定的刺激，出现恶心、呕吐、食欲不振等反应。因为菊花有去火的作用，所以长期服用这种药物可能会导致腹泻。

注意事项：

1. 忌不易消化的食物。

2. 感冒发热患者不宜服用。

3. 患有高血压、心脏病、肝病、糖尿病、肾病等严重慢性病者，应在医生指导下服用。

4. 儿童、孕妇、哺乳期女性应在医生指导下服用。

5. 服药 4 周症状无缓解，应去医院就诊。

6. 对本药过敏者禁用，过敏体质者慎用。

四、眩晕宁片

成分：泽泻、白术、茯苓、法半夏、女贞子、墨旱莲、菊花、牛膝、陈皮、甘草。

适应证：此药具有滋肾平肝、健脾利湿的功效，可用于治疗痰湿中阻、肝肾不足所致的晕眩、头痛，也可用于自主神经失调、梅尼埃病、椎 - 基底动脉供血不足等。

使用方法：口服，一次 4～6 片，一日 3～4 次。

不良反应：少数患者在服用后可出现胃肠症状，如腹泻、腹胀、腹痛、恶心、呕吐、消化不良等，一般反应较轻微，服用几天后即可消失。

注意事项：

1. 少吃生冷及油腻、难消化的食品。

2. 服药期间要保持情绪乐观，切忌生气、恼怒。

3. 本品应餐后服用。

4. 患有高血压、心脏病、糖尿病、肝病、肾病等严重慢性病者，应在医生指导下服用。

5. 服药 7 天症状无缓解，应去医院就诊。

6. 对本品过敏者禁用，过敏体质者慎用。

五、牛黄降压丸

成分：人工牛黄、羚羊角、珍珠、水牛角浓缩粉、白芍、草决明、川芎、黄芩提取物、郁金、冰片、甘松、薄荷。

适应证：此药主要具有清心化痰、平肝安神的功效，可用于高血压导致的头晕目眩、头痛、失眠等的治疗。

使用方法：口服，一次 1～2 丸，一日 1 次。

不良反应：个别患者在服用牛黄降压丸期间会出现胃肠道反应，主要表现为烧心（胃灼热）、腹胀、食欲不振，还有部分患

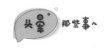

者会出现皮肤发红、瘙痒、皮疹等过敏反应。

注意事项：

1. 服药期间忌寒凉、油腻的食物。

2. 腹泻患者、失眠者、孕妇慎用。

六、川蛭通络胶囊

适应证：可用于中风经络（脑梗死）恢复期的血瘀气虚症的治疗。可改善半身不遂、口舌歪斜、语言蹇涩或不语、偏身麻木、气短乏力、口角流涎、手足肿胀、舌暗或有瘀斑、苔薄白等。

使用方法：口服，一次2粒，一日3次。疗程为4周。

不良反应：少数患者用药后出现头晕、恶心、腹泻等。

注意事项：对本药过敏者禁用。

七、银杏叶提取物片

成分：本品主要成分为银杏叶提取物，其中含有银杏黄酮苷、萜类内酯（银杏内酯、白果内酯）。

适应证：

1. 急、慢性脑功能不全及其后遗症，如注意力不集中、记忆力衰退。

2. 耳部血流及神经障碍：耳鸣、眩晕、听力减退、耳迷路综合征。

3. 周围循环障碍：各种动脉闭塞症、间歇性跛行症、手脚麻痹冰冷、四肢酸痛。

使用方法：口服，一日2～3次，一次1～2片，或遵医嘱。

不良反应：可以造成患者胃肠道的不适、头痛；有些还可以出现过敏性反应，如瘙痒、水肿（如喉头水肿）、皮疹、呼吸困难、血压下降等；引起心脏方面的症状，如心慌、胸闷，以及血压一过性升高、呼吸急促；有时还能引起寒战、发热、疼痛、多汗等。

注意事项：

1. 本品不影响糖代谢，因此适用于糖尿病患者。

2. 孕妇及哺乳期女性用药：对妊娠期的使用报告不多，基于安全性考虑，妊娠期不建议使用此药。

八、养血清脑颗粒

成分：当归、川芎、白芍、熟地黄、钩藤、鸡血藤、夏枯草、决明子、珍珠母、延胡索、细辛。辅料为：糊精、甜菊素。

适应证：适用于血虚肝旺所致的头痛、眩晕眼花、心烦易怒、失眠多梦。

使用方法：口服，一次1袋，一日3次。

不良反应：可能会出现皮疹、瘙痒、恶心、呕吐、腹胀、腹泻、腹痛、胃烧灼感、口干、头晕、头痛、头胀、耳鸣、心慌、心悸、血压降低、肝生化指标异常等。

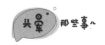

注意事项：

1. 孕妇禁用。

2. 肝功能失代偿患者禁用。

第六节　治疗头晕常用的西药

目前，临床治疗头晕的常用药物种类有前庭抑制剂、改善微循环药物、糖皮质激素、钙离子拮抗剂、利尿剂、尼麦角林等。

一、前庭抑制剂

抗组胺药物、抗胆碱药物、苯二氮䓬类药物、多巴胺 D_2 受体拮抗剂（甲氧氯普胺）、吩噻嗪类药物（异丙嗪）等，主要通过抑制神经递质而发挥作用，临床可用于治疗晕动病、梅尼埃病、前庭性偏头痛等引起的头晕。其中头晕发作持续数小时或频繁发作，出现剧烈的自主神经反应并需卧床休息者，一般需使用前庭抑制剂控制症状。其可有效控制头晕急性发作，原则上使用时间不宜过长，若使用时间过长，可抑制或减缓前庭代偿。因此，急性期症状控制后应及时停药，不适于前庭功能永久损害者。

前庭抑制剂包括以下 6 种药物。

1. 苯海拉明

适应证：

（1）急性重症过敏反应，尤其可减轻输血或血浆所致的过敏反应。

（2）手术后药物引起的恶心、呕吐。

（3）帕金森病和锥体外系症状。

（4）牙科局麻，当患者对常用的局麻药高度过敏时，1% 苯海拉明液可作为牙科用局麻药。

（5）其他过敏性疾病，不宜口服用药者。

使用方法：深部肌内注射，一次 20 mg（1 支），一日 1～2 次。

不良反应：

（1）常见的如中枢神经抑制作用、共济失调、恶心、呕吐、食欲不振等。

（2）少见的如气急、胸闷、咳嗽、肌张力障碍等。偶见给药后发生牙关紧闭并伴喉痉挛。

（3）偶可引起皮疹、粒细胞减少、贫血及心律失常。

注意事项：

（1）患有幽门十二指肠梗阻、消化性溃疡所致的幽门狭窄，以及膀胱颈狭窄、甲亢、高血压、下呼吸道感染（包括哮喘）者不宜用本品。

（2）对其他乙醇胺类高度过敏者，对本品也可能过敏。

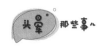

（3）应用本药后避免驾驶车辆、高空作业或操作机器。

（4）肾功能衰竭时，给药的间隔时间应延长。

（5）本品的镇吐作用可给某些疾病的诊断造成困难。

2. 东莨菪碱

适应证：预防晕动病伴发的恶心、呕吐。

使用方法：

（1）在需要发挥抗晕动病作用前至少 4 小时，将本品贴在一侧耳后没有头发的干燥皮肤上。

（2）8～15 岁的儿童需贴 1 枚。

（3）贴敷贴剂后，应用肥皂和水彻底清洗双手。

（4）除下贴剂时，应用肥皂和水对双手及用药部位进行彻底清洗，以防残留的东莨菪碱直接接触到眼睛。

（5）如果贴剂发生移动，则应弃去不用，另换一枚新的贴剂贴在另一只耳后无毛发的干燥皮肤上。

（6）如果治疗需要 3 天以上的时间，3 天到时应弃去第一枚贴剂，另取一枚贴在另一只耳后无毛发的干燥皮肤上。

不良反应：最常见的不良反应是口干，有时会有嗜睡、一过性眼调节障碍、视力模糊，以及瞳孔散大等。

注意事项：

（1）因可能出现嗜睡、定向障碍，从事需要保持高度警觉的职业，如驾驶车辆或操作危险仪器的患者应慎用。

（2）常规治疗量也可能引起应激的特异性反应。

（3）因东莨菪碱接触到眼睛时可能引起一过性的瞳孔扩大和视力模糊，强烈建议患者在触摸过贴剂后，立即用肥皂和水彻底清洗双手。

（4）应用于儿科患者时，应由成人负责贴敷贴剂。

（5）由于会对中枢神经系统产生一定作用，老年人及代谢功能、肝功能、肾功能损害者慎用。

（6）幽门梗阻或膀胱颈梗阻者慎用。

（7）特异质者慎用。

（8）饮酒的患者使用本品可能会对中枢神经系统产生一定的影响。

3. 地芬尼多

适应证：用于防治多种原因或疾病引起的眩晕、恶心、呕吐，如乘车、船、飞机时的晕动病等。

使用方法：口服，成人治疗晕动症一次 1～2 片，一日 3 次；预防晕动病应在出发前 30 分钟服药。

不良反应：

（1）常见不良反应有：口干、心悸、头昏、头痛、嗜睡、不安和轻度胃肠不适，停药后即可消失。

（2）偶有幻听、幻视、定向力障碍、精神错乱、忧郁等。

（3）偶见皮疹、一过性低血压。

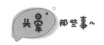

注意事项：

（1）儿童用量请咨询医师或药师。

（2）青光眼、胃肠道或泌尿道梗阻性疾病，以及心动过速患者慎用。

（3）孕妇慎用。

（4）如服用过量或出现严重不良反应时，应立即就医。

（5）对本品过敏者禁用，过敏体质者慎用。

（6）本品性状发生改变时禁止使用。

（7）请将本品放在儿童不能接触的地方。

（8）儿童必须在成人的监护下使用。

（9）如正在使用其他药品，使用本品前请咨询医师或药师。

4. 地西泮

适应证：

（1）主要用于焦虑、镇静催眠，还可用于抗癫痫和抗惊厥。

（2）缓解炎症引起的反射性肌肉痉挛等。

（3）惊恐症。

（4）肌紧张性头痛。

（5）家族性、老年性和特发性震颤。

（6）麻醉前给药。

使用方法：口服。

（1）成人常用量：抗焦虑，一次 2.5～10 mg，一日 2～4 次；

镇静，一次 2.5～5 mg，一日 3 次；催眠，睡前服 5～10 mg；急性酒精戒断，第一日一次 10 mg，一日 3～4 次，以后按需要减少到一次 5 mg，每日 3～4 次。

（2）小儿常用量：6 个月以下不用；6 个月以上，一次 1～2.5 mg，或按体重 40～200 μg/kg、按体表面积 1.17～6 mg/m² 给药，每日 3～4 次，用量根据情况酌量增减。最大剂量不超过 10 mg。

不良反应：

（1）常见的不良反应有：嗜睡、头昏、乏力等，大剂量可有共济失调、震颤。

（2）罕见的有皮疹、白细胞减少。

（3）个别患者发生兴奋、多语、睡眠障碍，甚至幻觉。停药后，上述症状很快消失。

（4）长期连续用药可产生依赖性和成瘾性，停药可能发生撤药症状，表现为激动或忧郁。

注意事项：

（1）对苯二氮䓬类药物过敏者，可能也会对本药过敏。

（2）肝、肾功能损害者会延长本药清除半衰期。

（3）癫痫患者突然停药可引起癫痫持续状态。

（4）严重的精神抑郁可使病情加重，甚至产生自杀倾向，应采取预防措施。

（5）避免因长期、大量使用而成瘾，如必须长期使用，应逐渐减量，不宜骤停。

（6）对本药耐受量小的患者，初用量宜小。

5. 甲氧氯普胺片

适应证：主要用于各种病因所致的恶心、呕吐、嗳气、消化不良、胃部胀满、胃酸过多等；反流性食管炎、胆汁反流性胃炎、功能性胃滞留、胃下垂等；残胃排空延迟症、迷走神经切除后胃排空延缓；糖尿病性胃轻瘫、尿毒症、硬皮病等胶原疾患所致的胃排空障碍。

使用方法：口服。

成人常用量：每次 5～10 mg（每次 1～2 片），每日 3 次。用于糖尿病性胃排空功能障碍患者时，于症状出现前 30 分钟口服 10 mg（2 片）；或于餐前及睡前服 5～10 mg（1～2 片），每日 4 次。成人总剂量每日不得超过 0.5 mg/kg。

小儿常用量：5～14 岁，每次用 2.5～5 mg（0.5～1 片），每日 3 次，餐前 30 分钟服用，宜短期服用。小儿总剂量每日不得超过 0.1 mg/kg。

不良反应：

（1）较常见的不良反应：昏睡、烦躁不安、疲怠无力。

（2）少见的反应：乳腺肿痛、恶心、便秘、皮疹、腹泻、睡眠障碍、眩晕、严重口渴、头痛、容易激动。

（3）用药期间出现乳汁增多，这是由于催乳素的刺激所致。

（4）大剂量长期应用可能因阻断多巴胺受体，使胆碱能受体相对亢进，从而导致锥体外系反应（特别是年轻人），可出现肌震颤、发音困难、共济失调等。

注意事项：

（1）醛固酮与血清催乳素浓度，可因甲氧氯普胺的使用而升高。

（2）严重肾功能不全者，剂量至少减少 60%，因为这类患者容易出现锥体外系症状。

（3）因本品可降低西咪替丁的口服生物利用度，若两药必须合用，间隔时间至少要 1 小时。

（4）本品遇光变成黄色或黄棕色后，毒性增高。

6. 异丙嗪

适应证：

（1）皮肤和 / 或黏膜过敏、过敏性鼻炎、荨麻疹、食物过敏、皮肤划痕。

（2）晕动症、晕车、晕船、晕飞机。

（3）恶心、呕吐。

使用方法：口服，每次 1 片，一日 2～3 次。

不良反应：主要不良反应为困倦、嗜睡、口干，偶有胃肠道刺激症状；高剂量时易发生锥体外系症状；老年人用药后多发生

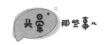

头晕、阿尔茨海默病、精神错乱和低血压；少数患者用药后出现兴奋、失眠、心悸、头痛、耳鸣、视力模糊和排尿困难；过量时可发生动作笨拙、反应迟钝、震颤。

注意事项：

（1）交叉过敏：已知对吩噻类药物高度过敏的患者，也对本品过敏。

（2）诊断的干扰：葡萄糖耐量试验中可显示葡萄糖耐量增加；可干扰尿妊娠免疫试验，结果呈假阳性或假阴性。

（3）下列情况应慎用：急性哮喘、膀胱颈部狭窄、骨髓抑制、心血管疾病、昏迷、闭角型青光眼、肝功能不全、高血压、胃溃疡、前列腺肥大症状明显者、幽门或十二指肠梗阻、呼吸系统疾病（尤其是儿童，服用本品后痰液黏稠，影响排痰，并可抑制咳嗽反射）、癫痫患者（注射给药时可增加抽搐的严重程度）、各种肝病，以及肾功衰竭、Reye 综合征（异丙嗪所致的锥体外系症状易与 Reye 综合征混淆）。

（4）用异丙嗪时应特别注意有无肠梗阻，以及药物过量、中毒等问题，因其症状体征可被异丙嗪的镇吐作用所掩盖。

二、改善微循环药物

突发性耳聋伴眩晕急性发作期、梅尼埃病发作期、耳石症等，可通过使用改善微循环药物改善内耳供血，平衡双侧前庭神经核放电率，并可与中枢组胺受体结合，进而控制眩晕发作。扩张脑血管、改善血流供应、增加脑血流量、降低脑血管阻力，并能改善脑缺血、缺氧，减轻脑水肿和后循环缺血造成的脑功能障碍。

1. 银杏叶制剂

适应证：主要用于脑部、周围血液循环障碍。

使用方法：口服。一日2～3次，一次1～2片。

不良反应：罕见有消化道反应、皮肤反应、头痛。

注意事项：本品不是抗高血压药，不能替代治疗动脉性高血压病的特异性药物或作为其补充治疗。因本品含有乳糖，患有先天性半乳糖血症、葡萄糖或半乳糖吸收障碍综合征或乳糖酶缺乏的患者禁用。

2. 倍他司汀

适应证：梅尼埃病、直立性头晕等。

使用方法：通常成人一次1～2片（甲磺酸倍他司汀一次量为6～12 mg），一日3次，饭后口服，可视年龄、症状酌情增减。

不良反应：在2254个病例中，26例（1.15%）有副作用的报告（市场销售后临床调查结果）。

（1）胃肠道：偶有（0.1%～5%）恶心、呕吐。

（2）过敏：偶有（0.1%～5%）皮疹。

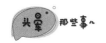

注意事项：对下列患者需慎重给药。

（1）有消化道溃疡史或活动期消化道溃疡患者。由于本品具有组胺样作用，可能会通过影响 H_2 受体而导致胃酸分泌过多。

（2）支气管哮喘患者。由于本品具有组胺样作用，可能会通过影响 H_2 受体而导致呼吸道收缩。

（3）肾上腺髓质瘤患者。由于本品具有组胺样作用，可能会导致肾上腺素分泌过度而使血压上升。

三、钙离子拮抗剂

通过抑制钙超载和皮层扩布抑制的发生，可改善内耳血流和脑微循环，促进前庭功能代偿等，预防前庭性偏头痛，可显著降低前庭性偏头痛的眩晕发作频率和严重程度，适用于偏头痛和头晕的治疗。

1. 氟桂利嗪

适应证：典型（有先兆）或非典型（无先兆）偏头痛的预防性治疗，以及缓解由前庭功能紊乱引起的头晕。

使用方法：口服。

（1）偏头痛的预防性治疗，起始剂量：对于 65 岁以下患者，开始治疗时可给予每晚 2 粒；65 岁以上患者，每晚 1 粒。如在治疗中出现抑郁、锥体外系反应和其他严重的不良反应，应及时停药。如在治疗 2 个月后未见明显改善，则可视为患者对本品无反应，可停止用药。

（2）维持治疗：如果疗效满意，患者需维持治疗时，应减至每7天连续给药5天（剂量同上），停药2天。即使预防性维持治疗的疗效显著，且耐受性良好，在治疗6个月后也应停药观察，只有在复发时才应重新服药。

（3）对于眩晕，每日剂量应与上相同，但应在控制症状后及时停药，初次疗程通常少于2个月。如果治疗慢性眩晕症1个月或突发性眩晕症2个月后症状未见任何改善，则应视为患者对本品无反应，应停药。

不良反应：最常见的不良反应为嗜睡和疲惫，某些患者还会出现体重增加（或伴有食欲增加），这些反应常是一过性的。

长期用药时，偶见下列严重的不良反应：

（1）抑郁症，有抑郁症史的女性患者尤其易复发。

（2）锥体外系症状，如运动迟缓、强直、静坐不能、口颌运动障碍、震颤等，老年人较易发生。

较少见的不良反应有：

（1）胃肠道反应：胃灼热、恶心、胃痛。

（2）中枢神经系统症状：失眠、焦虑。

（3）其他：溢乳、口干、肌肉疼痛及皮疹。

注意事项：

（1）极个别患者在治疗过程中，乏力现象可能会逐渐加剧，

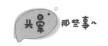

此时应停止治疗。

（2）请在推荐剂量下使用。医生应定期（特别是在维持治疗期间）观察患者，这样可保证在出现锥体外系或抑郁症状时及时停药。如果在维持治疗时疗效下降，亦应停药。

（3）由于可能引起困倦（尤其在服药初期），驾驶车辆或操纵机器者应注意。

（4）本品可能会引发锥体外系症状、抑郁症和帕金森病，有此类病症的患者，以及老年患者应慎用。

2. 尼麦角林

适应证：

（1）改善脑动脉硬化及脑卒中后遗症引起的情绪低下和情感障碍，如反应迟钝、注意力不集中、记忆力衰退、缺乏意念、忧郁、不安等。

（2）急性和慢性周围循环障碍，如肢体血管闭塞性疾病、雷诺氏综合征、其他末梢循环不良症状。

（3）阿尔茨海默病，尤其在早期治疗时对认知、记忆等有改善，并能减轻疾病的严重程度。

使用方法：口服，勿咀嚼。每日 20～60 mg（2～6 片），分 2～3 次服用。连续给药足够的时间，至少 6 个月，由医生决定是否继续给药。

不良反应：未见严重不良反应的报道。可有低血压、头晕、胃痛、面部潮红、嗜睡、失眠等。临床试验中，可观察到血液中尿酸浓度升高，但是这种现象与给药量和给药时间无相关性。

注意事项：应在医生指导下使用；通常本品在治疗剂量时对血压无影响，但对敏感患者可能会逐渐降低血压；慎用于高尿酸血症或有痛风史的患者；肾功能不全者应减量；孕妇一般不宜使用，必须使用时应权衡利弊；服药期间禁止饮酒；将药物置于儿童接触不到处！

第七节　常用的对症治疗药物

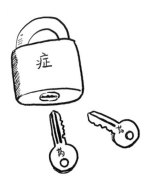

当突发头晕后，人们总是迫切地想要赶紧好起来，因为头晕的感觉实在是不舒服。但是头晕的药物种类繁多，有前庭抑制剂、

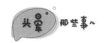

改善内耳微循环的药物、糖皮质激素、利尿剂、钙离子拮抗剂、尼麦角林、天麻素等。我们该如何去选择正确的药物呢？以下我们进行一个简单的了解。

1. 中枢性头晕

此类头晕由中枢前庭通路病变导致的。病因如脑血管病（包括脑梗死和脑出血等）、外伤、炎症、脱髓鞘疾病、中毒、神经变性病及肿瘤等。

（1）后循环缺血是常见的中枢性眩晕病因。改善脑血循环的药物，如天麻素、银杏叶制剂、倍他司汀等有助于改善相关症状。

（2）炎症和脱髓鞘疾病引起的头晕，可使用糖皮质激素、免疫球蛋白等免疫调节药物治疗。

（3）前庭性眩晕可选用钙离子拮抗剂（氟桂利嗪）、前庭抑制剂（异丙嗪、茶苯海明等）、曲坦类药物、抗癫痫药物（托吡酯、拉莫三嗪、丙戊酸）、β受体阻滞剂（普萘洛尔、美托洛尔）、抗抑郁药物（阿米替林、文拉法辛、去甲替林）、天麻素、尼麦角林等，这些药物可改善头晕的发作频率和严重程度。

2. 周围性头晕

此种头晕一般认为是由前庭神经核团以下的前庭通路病变引起。常见疾病包括耳石症、梅尼埃病、前庭神经炎，少见疾病是和中耳病变相关的疾病。

（1）耳石症：治疗首选手法复位，其复位后有头晕、平衡障碍等症状时，可使用有改善内耳微循环的药物，如倍他司汀、银杏叶提取物等。

（2）梅尼埃病：发作期的治疗为控制眩晕、对症治疗，故可选用前庭抑制剂（原则上使用不超过72小时）、糖皮质激素。间歇期的治疗为减少、控制或预防头晕的发作，同时最大限度地保护现存的内耳功能，可选用倍他司汀、利尿剂、糖皮质激素（鼓室注射）、庆大霉素（鼓室注射）。其中庆大霉素鼓室注射，建议采用低浓度、长间隔的方式，注意听力损失的风险（发生率为10%～30%）。

（3）前庭神经炎：药物可选用糖皮质激素、止晕药。头晕、恶心等症状控制后需及时停用前庭抑制剂，不建议用抗病毒药物治疗。

（4）突发性感音性聋伴眩晕：治疗主要是及早使用糖皮质激素，推荐同时使用具有血液稀释、改善微循环作用的药物，以及高压氧治疗。

（5）全身疾病相关性头晕：

①治疗直立性低血压需纠正降压药的过量或血容量不足，必要时可使用糖皮质激素或米多君等。

②药源性头晕：抗癫痫药、降压药、抗精神病药、前庭抑制剂、氨基糖苷类、抗肿瘤药、左旋多巴等，可能会致眩晕或头晕，多与前庭系统受损或体位性低血压相关，多数在停药后症状可逐

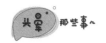

渐缓解。

③晕动病：一般认为与视觉、前庭觉和本体觉在中枢的整合冲突有关，儿童、女性和偏头痛者更易罹患，前庭抑制剂可控制晕动病发作。

第八节　头晕吃药时应该注意什么？

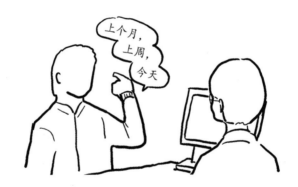

　　头晕是一种症状，而不是某一种疾病。因此，头晕时首先应到医院就诊，弄清楚引起头晕的原因，有针对性地进行服药等治疗，才有可能取得比较好的预期效果。否则，只会延误疾病的治疗，导致病情加重，甚至危及生命。比如说，同样是表现为头晕并伴有高血压的患者，对于单纯血压升高性头晕，甚或可逆性后部白质脑病综合征，需积极服用降压药；但是如若因脑血管狭窄所致缺血性脑血管病，尤其是后循环急性缺血性卒中，服用降压药，极易发生严重后果。因此，对症治疗头晕后要及时就医。

医生给出了治疗方案后，如果在医院，遵医嘱即可。如果是在家口服用药，假如医生没有特殊要求，服药时间是不分饭前和饭后的；假如是一天 2 次的药物，建议 12 小时服用 1 次；一天 3 次的药物，建议每 8 小时服用 1 次；服药 1～2 周后记得到医院复诊，调整用药剂量和方案。此外，药物之间的相互作用，以及和日常饮食的关系，都建议在拿到口服药后和开具处方的医师问清楚相关注意事项。比如，喝酒、饮茶是否有影响，两个药物是否可以同一时间服用，是否会影响到其他已患疾病（如糖尿病、高血压等）等。

第九节 头晕用药的疗程是多久?

头晕是一组症状，不能笼统地讲疗程多久，应当按头晕的病因针对性地用药治疗。兹列举几种临床常见的以头晕为主要表现的疾病。

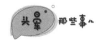

一、耳石症

除症状严重患者针对恶心或呕吐等自主神经症状，短暂使用前庭抑制药物，不应常规给予前庭抑制剂。因其可产生困倦、跌倒、知觉障碍（干扰开车或操作机器），以及前庭损伤的中枢代偿、掩盖 Dix-Hallpike 试验（耳石症的专用检查，阳性提示耳石症）的阳性表现，对老年人的潜在危害有认知功能减退、胃肠蠕动减弱、排尿困难、视力减弱和口干。

二、梅尼埃病

急性发作呈自限性，常在几小时内缓解。对症治疗、控制眩晕最常用的药物为前庭抑制剂、止吐药和糖皮质激素。前庭抑制剂原则上使用时间不超过 72 小时，糖皮质激素一般应用 5 天。间歇期治疗是减少、控制或预防眩晕发作，同时最大限度地保护患者现存的内耳功能；倍他司汀能减轻眩晕症状，减少发作频率，但需每次 48 mg，每日 2 次口服，连续用 3 个月；利尿剂可减少发作频率，疗程一般 5 天到 4 周不等，需定期检查电解质。

三、前庭神经炎

急性期（2 周）症状明显者可使用前庭抑制剂 1～3 天；增强前庭代偿药物，如倍他司汀和银杏叶提取物，使用疗程应贯穿急性期和恢复期，与前庭代偿时间相匹配，至少 3 个月；急性期可酌情短期给予小剂量糖皮质激素。

四、前庭性偏头痛

发病特点为：

1.患者的生活质量、工作和学业严重受损（需根据患者本人判断）。

2.每月发作频率2次以上。

3.急性期药物治疗无效或患者无法耐受。

4.存在频繁、长时间或令患者极度不适的先兆，或为偏头痛性脑梗死、偏瘫性偏头痛，以及伴有脑干先兆偏头痛亚型等患者的症状。

5.连续2个月，每月使用急性期治疗6～8次以上。

6.偏头痛发作持续72小时以上。

前庭性偏头痛发作期症状较重者，除了可短期使用前庭抑制剂外，还可应用曲坦类药物。发作间歇期的治疗，参照偏头痛治疗原则选用预防发作的药物，一般观察期为4～8周。患者需要记录头痛日记来评估治疗效果。有效的预防性治疗需要持续约6个月，之后可缓慢减量或停药。若发作再次频繁，可重新使用原先有效的药物。

五、突发性耳聋

1.在症状出现的2周内，糖皮质激素可持续使用14天。

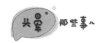

2.症状发生后 1 个月内，提供高压氧联合糖皮质激素治疗作为挽救治疗。

3.症状出现 2 ～ 6 周，不能完全恢复时，应使用鼓室内糖皮质激素进行挽救治疗。

4.不应常规使用抗病毒药物、溶栓剂、血管扩张剂，或血管活性药物。

六、血管源性头晕 / 眩晕

对于眩晕症状严重或呕吐剧烈的患者，可短期使用前庭抑制剂数日即可。自急性期开始，应用抗血小板聚集及他汀类药物，急性期过后可能要调整剂量，长期服用，同时规范管理血压、血糖、血脂等。

七、精神心理性头晕

药物治疗的疗程较长，成功的药物治疗需要至少 8 周。

第十节 治疗头晕的物理疗法

头晕是一种常见的神经系统疾病，不计其数的年轻人或老年人备受头晕的折磨，严重影响人们的健康生活。对头晕的治疗，除了药物治疗外，还有哪些物理治疗方法呢？

物理疗法是一种应用自然界和 / 或人工的物理能量，如声、光、电、水、磁、热、按摩、冷冻等多种形式来防治病残的方法。其主要疗效有：

1.促使血液循环，改善局部组织的营养，提高细胞组织的活力。

2.对神经系统可起到抑制和兴奋作用，前者能镇静、止痛和缓解痉挛，后者有助于治疗神经麻痹、知觉障碍、肌无力、肌肉萎缩等。

3.提高体温和心血管系统的调节能力，增强抵御疾病和适应环境变化的能力。

现在给大家推荐几种康复理疗方法，以供选择。

1.经颅磁刺激治疗仪（简称磁疗）：是通过经颅磁刺激的方式，对大脑皮质进行的一种无创、无痛的安全刺激，是一种绿色治疗方法。通过刺激大脑神经，可引起相应的皮质产生局部微小电流，从而改变神经细胞的电活动，对不同脑区内多种受体产生治疗作用，同时对大脑皮质代谢及脑血流产生不同影响，从而达到治疗头晕的作用。治疗建议是每天 1 次，10 次为一疗程，间歇 7 天，进行下一疗程。

2.小脑顶核电刺激仪：刺激小脑顶核后可改变血流变，使小脑及大脑皮质的血管扩张，血流量增加，血液循环通畅，建立侧支循环，从而改善脑缺血区的供血供氧，正常脑组织血流量亦增

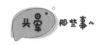

加，提高脑功能。所以对椎 - 基底动脉缺血性头晕疗效较好。治疗建议是每天 1 ～ 2 次，20 次为一疗程，间歇 10 天，进行下一疗程。

3. 颈部牵引：主要用于治疗颈性眩晕，通过牵引，可使颈椎间隙得到拉开，减少突出物引起的压迫作用，使颈部得到休息，解除颈肌的痉挛，提高大脑供血功能，从而解除眩晕症状。如应用颈腰椎治疗多功能牵引床，必须到正规医院进行治疗。治疗建议是每天 1 次，5 次为一疗程，间歇 4 天，进行下一疗程。当然，还可以用按摩理疗、拔罐、针灸等方法。经常出现因为颈椎病而引起头晕的朋友一定要注意，不要长时间低头，平时生活中可以多做一些舒缓肩颈的运动。

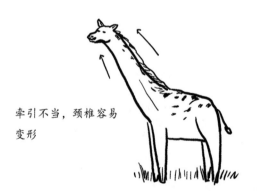

牵引不当，颈椎容易变形

4. 理疗按摩：是常见的一种中医疗法，适用于全身亚健康的调理。当出现因颈椎病而头晕的时候，可以通过理疗按摩来缓解这种情况。理疗按摩主要是通过外力疏通颈椎粘连组织，帮助颈椎气血运行更加通畅，所以能够起到缓解颈椎病引起的头晕、头痛等情况。

5.针灸治疗：肝阳眩晕急性发作，可针刺太冲穴，用泻法。气血虚眩晕，可选脾俞、肾俞、关元、足三里等穴，取补法或艾灸；各种虚证眩晕急性发作均可艾灸百会穴。

如果患者出现头晕，要及时到正规医院接受治疗，具体还要通过检查来确定是什么原因引起的头晕，针对病因进行治疗。通常药物治疗的同时还可以配合一种或多种物理疗法，其在减少药物副作用的同时也可以取得不错的疗效。

第十一节　什么是平衡功能训练？

平衡功能训练主要针对步行功能障碍的患者，平衡功能对于患者的步行稳定性很重要，是决定患者步行能力的重要因素之一。"平衡"，指在不同的环境和情况下维持身体直立姿势及维持人体重心在支持面上方的能力，分为静态平衡和动态平衡。

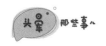

一、平衡功能训练的原则

1. 支撑面积由大变小。

2. 稳定极限由大变小。

3. 从静态平衡到动态平衡。

4. 逐渐增加训练的复杂性。

5. 从睁眼到闭眼。

6. 因人而异，循序渐进。

二、平衡功能的训练方法

1. 仰卧式：桥式运动训练。治疗师可将一只手放在患者的患膝上，然后向前下方拉压膝关节，另一只手拍打患侧臀部，刺激臀肌的收缩，帮助患髋伸展。

2. 前臂支撑下的俯卧位：适合截瘫患者，是上肢和肩部的强化训练及持拐步行前的准备训练。患者取俯卧位，前臂支撑上肢体重，保持静态平衡，然后治疗师向各个方向推动患者的肩部，进行他动态平衡训练，最后进行自动态平衡训练，患者自己向各个方向活动。

3. 肘膝跪位：此种训练体位同样主要适合截瘫患者，也适用于运动失调症和帕金森病等具有运动功能障碍的患者。患者取肘膝跪位保持平衡，治疗师向各个方向推动患者，患者自己向各个方向活动或者躯干侧屈或旋转，然后指示患者将一侧上肢或下肢抬起并保持平衡，随着稳定性的增强，再将一侧上肢和另一侧下肢同时抬起并保持平衡。

4. 双膝跪位和半跪位：主要适用于截瘫患者。

（1）静态平衡训练：患者取双膝跪位或半跪位，然后保持平衡。

（2）他动态平衡训练：患者取双膝跪位或半跪位。患者可先跪于治疗床上，治疗师向各个方向推动患者，平衡功能改善后，再在平衡板上训练。

（3）自动态平衡训练：患者取双膝跪位或半跪位，患者自己向各个方向活动，或与治疗师进行抛接球训练。

5. 坐位：包括长坐位平衡训练和端坐位平衡训练。

（1）长坐位平衡训练：截瘫患者多采用长坐位进行平衡功能训练。方法是：截瘫患者坐位，双下肢伸直，双侧髋关节稍微外展，双手慢慢向上抬起，保持身体平衡。随着训练增多，逐渐增加抬起的次数及延长抬起的时间。

（2）端坐位平衡训练：偏瘫患者多采用端坐位（床头抬高 70°～80°，使患者能向后倚靠；膝下支架抬高 15°）平衡训练。

6. 站立位：进行站立位的平衡训练，是为步行做好准备，并最终达到步行的目的。训练方法如下：

（1）静态平衡训练。

（2）他动态平衡训练。

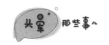

（3）自动态平衡训练。

三、平衡功能训练的注意事项

1. 适用于具有平衡功能障碍的患者。

2. 患者如有严重心律失常、心力衰竭、痉挛等，不宜训练。

3. 训练时注意监护，防止跌倒。

4. 训练结束后及时评估，调整训练方案。

5. 平衡功能训练的同时进行肌力等其他训练。

第十二节　耳石症的手法复位

患者如考虑为耳石症，需要进行手法复位治疗。常用的复位手法有 Epley 法与 Semont 法（主要针对后半规管耳石症）、Barbecue 法与 Gufoni 法（主要针对外半规管耳石症）。

一、Epley 法

方法：从 Dix-Hallpike 诱发体位向对侧（健侧）连续转 2 个 90°，最后坐起。假设患者为右侧后半规管耳石症，那么就从 Dix-Hallpike 诱发体位向左侧（健侧）连续转 2 个 90°，最后坐起。

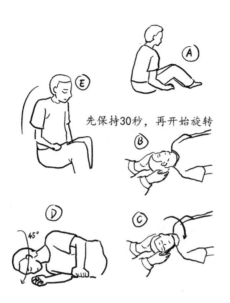

先保持30秒，再开始旋转

Dix-Hallpike 检查是判断后半规管耳石症的首选方法。以右侧 Dix-Hallpike test 示意：患者取坐位，检查者把持其头部转向一侧45°，保持头位不动后迅速仰卧，头后仰悬垂与水平面呈30°角，观察有无眩晕及眼震。如果患者是后半规管耳石症，此时会出现垂直扭转性眼震（垂直成分向上，扭转成分向下）。

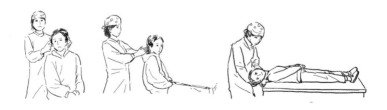

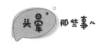

二、Barbecue 法

方法: 患者从患侧侧卧→仰卧→健侧侧卧→俯卧→患侧侧卧，连续翻滚360°，每个体位眼震眩晕消失后再进入下一体位。假设患者为右侧外半规管耳石症，患者从右侧侧卧→仰卧→左侧侧卧→俯卧→右侧侧卧→恢复仰卧，连续翻滚360°，每个体位眼震眩晕消失后再进入下一体位。

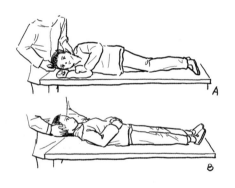

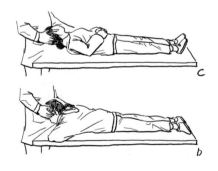

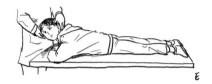

第十三节　耳石症的家庭复位方法

　　如果你的疾病考虑为耳石症，却不能第一时间来院就诊，可以采用如下姿势在家自行复位，并在合适的时间及时到医院就诊。
方法：先坐位，然后向晕侧侧卧30秒，坐起后再向对侧侧卧30秒，交替至症状消失。

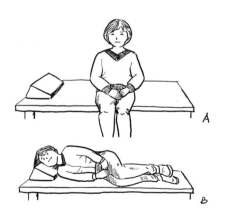

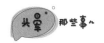

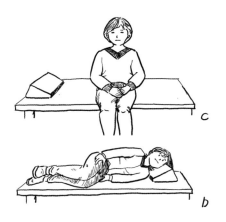

第十四节　什么是前庭康复?

很多头晕疾病，尤其是外周性前庭疾病，如耳石症、梅尼埃病、前庭神经炎，患者头晕都非常剧烈。这些疾病经过治疗后，可能会遗留站立不稳、头昏的感觉。这时要尽早进行前庭康复。

所谓前庭康复，是通过一系列反复进行的头部、颈部及躯体的运动训练刺激前庭器官，让它达到新的平衡，目的是增强凝视的稳定性，提高姿势的稳定性，改善头晕和日常活动，这对很多前庭性疾病都有效果，而且是必须要做的。较多患者只注意药物治疗，不注意功能锻炼，往往会留下不适感觉，如头晕、站立不稳等。一般来说，推荐进行前庭康复训练的疾病有：耳石症、前庭神经炎、晕动病、慢性平衡失调等。

大多数前庭功能有问题的患者，他们的训练内容包括从简单的眼动到复杂的扔球等。持之以恒的认真训练可以加快功能的恢复。一般性康复首选 Cawthorne-Cooksey 练习。训练时，患者应有家属陪同，家属还需同时学习训练方法。

一、卧位

1. 眼球运动：先慢后快；上下运动；从一边到另一边；眼睛注视手指，手指从距离面部约 1 m 的地方移到约 30 cm 处。

2. 头部运动：先慢后快，最后闭眼；前屈；左右扭转。

二、坐位

1. 在坐位时进行与卧位相同的眼球运动及头部运动。

2. 耸肩及转肩。

3. 弯腰，从地上拾物。

三、站位

1. 在站立位时进行与卧位相同的眼球运动及头部运动。

2. 在站位时进行与坐位相同的耸肩及转肩，以及向前弯腰从地上拾物的动作。

3. 在睁眼和闭眼的状态下，从坐位到站位。

4. 双手互掷小球。

5. 从坐位到站位，并同时转身。

四、移动

1. 环行围住 1 人，在圆圈中心扔出大球，接球者再扔出。

2. 屋内行走：先睁眼在屋内行走 1 圈，然后闭眼在屋内行走 1 圈。

3. 上坡和下坡：先睁眼上坡，闭眼下坡；然后闭眼上坡，睁眼下坡。

4. 上下台阶：先睁眼上台阶，闭眼下台阶；然后闭眼上台阶，睁眼下台阶。

5. 做任何包括弯腰、伸腰和瞄准的游戏或运动，如打篮球、乒乓球、高尔夫球等。

五、眼训练

眼球向上下运动 20 次；从一侧到另一侧 20 次；注视手指要有一臂的距离，移动手指到 35 cm 处，再回到一臂远，共做 20 次，开始慢以后加快。

六、头运动

睁眼，头前屈和后伸 20 次，从一侧转头到另一侧 20 次，活动速度开始慢后加快；眩晕消失后，闭眼做同样的动作；逆时针、顺时针转头各 20 次。

七、体位改变

坐位→转头向左→转头向右；坐位，耸肩 20 次；然后肩膀带动上半身先向右转，再向左转，共转 20 次；身体向前屈，做类似从地上捡东西再坐好的动作，共做 20 次。每个体位 10～15 秒。

八、位置改变

鼻触左膝（选合适的体位，一般卧床进行此动作，鼻和膝能接触到为宜，一般选择屈膝动作接触）→右耳触右肩；鼻触右膝→左耳触左肩。各 20 次，每个体位 10～15 秒。

九、体位改变

坐位→仰卧位→左侧卧位→右侧卧位→仰卧位→坐位，共做 20 次，每个体位 10～15 秒。

十、站位

睁眼，先从坐位到站位，再坐回，反复 20 次；闭眼做同样的动作 20 次。每个体位 10～15 秒。然后两手之间掷橡皮球（于眼平面或膝以上）。

十一、走动

横穿房间走动，先睁眼后闭眼，各 20 次；上下走斜坡，先睁眼后闭眼，各 10 次；弯腰俯身 20 次；先睁眼后闭眼单足站立，各 10 次；一足在另一足前方行走（脚尖碰脚跟走直线），先睁眼后闭眼各走 1 次。各节开始时可以缓慢进行，而后逐渐加快。从上到下一次做完。每天 2～3 次，每次 15～30 分钟，至少锻炼 2 个月后方可康复。

第十五节　前庭康复的原理

前庭功能减退是众多疾病（前庭神经炎、内耳迷路炎、梅尼埃病等）对内耳造成的影响结果之一，其最常见的症状为头晕，如果未得到及时治疗，往往会引起一系列心理问题，如抑郁、焦虑等，严重影响患者的生活质量，比如，不敢昂首挺胸地大步向前，不敢再次尝试大型游乐设施（过山车、海盗船等）。使用前庭抑制性药物虽然对症状有所控制，但会减慢前庭功能的恢复。手术治疗对于一些进展性疾病，如肿瘤等引起的前庭功能紊乱是有效的，但术后常会留下永久的单侧前庭功能损害，依然带来头晕及平衡失调等问题。在这种背景下，基于前庭代偿功能的前庭康复治疗，因其有效性和可靠性，正在逐渐成为治疗前庭功能减退的主要手段之一。前庭康复训练主要通过中枢神经系统与前庭的可塑性和代偿功能来实现。前庭代偿是一个中枢过程，其发生机制极其复杂，凡是与前庭系统有关的结构都有可能参与此过程。这些前庭康复技术是基于前庭适应、前庭习服、替代练习等发展而来。

一、前庭适应

前庭适应是指通过中枢神经系统对前庭损伤的适应能力，使前庭系统能适应长期由外周前庭不对称信息的传入，从而对前庭反射产生适应性控制，改变前庭反射的增益、时相和方向，达到治疗效果。好比宇航员进入外太空一段时间后返回地球，想从失重状态立刻进入正常的状态行走、奔跑，就需要专业人员对其进行适应性辅导。运用一系列有针对性的个体化康复训练方案，提高患者的前庭位觉、视觉和本体感觉对平衡的协调控制能力，调动中枢神经系统的代偿功能，减轻或消除患者的头晕症状，防止跌倒，改善患者的生活质量。简单来讲，就是患者在一定条件下经过长时间或定期、反复的前庭刺激，使前庭反应（特别是前庭自主神经反应）逐渐减弱，使临床症状渐渐好转，这种现象称为前庭适应。

二、前庭习服

"习服"有那么一些"明知山有虎，偏向虎山行"的意思。习服训练利用反复暴露于诱发症状的刺激，以此来减少姿势变

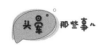

化引起的头晕。随着时间的推移，系统地暴露于轻微、暂时的头晕症状之后，头晕会逐渐减轻。故可适用于没有明确诊断，但具有良性病因的耳石症患者。治疗的主要目标是改善头晕症状，对快速运动导致的异常前庭反应的习服化可以实现这一目标。

首先需要确定产生最严重症状的典型运动，再反复进行这些诱发运动，并作为治疗计划的一部分。习服练习需要进行特定类型、强度和方向的反复诱发刺激训练。当运动后的中枢代偿充分时，患者症状就会减轻。

目前认为，双侧前庭功能丧失的患者不适合进行习服练习。某些习服练习，如快速起立，老年人应避免，因为该运动可能引起直立性低血压。习服具有方向性和转移性，一旦形成可维持一段时间，继续刺激后可维持得更久。习服练习方法有荡秋千、旋转椅等，也是宇航员克服"太空病"的主要训练方法之一。

三、替代练习

替代练习是通过视觉、本体感觉、颈眼反射等途径来替代已丧失的前庭功能，以提高维持机体平衡的能力，比如，失聪的患者看电视，一些节目就有手语的展示；盲人要学习盲文也有另外一种方式。用其他方式尽可能地维持人体正常的生理功能，利用其他感官刺激，如用视觉或本体觉输入来替代前庭功能的缺失或下降，从而可以加强姿势控制和减少跌倒。该策略对于双侧前庭功能减退，多感觉不平衡的患者尤其有效。单侧前庭功能缺失后的急性期患者，依赖下肢的本体觉信号，慢性期患者依赖视觉信号。对于前庭功能缺陷的患者，以眼睛所看到的作为其姿势参照，则异常不稳定，这种现象被称为视觉依赖。当患者存在视觉依赖时，移动的视觉场景，如卡车在患者面前的路上经过，会被患者误解为一种自身运动，导致姿势不稳定。

因此，视觉依赖患者不适合仅注视一个静止的物体，或在行走时减少头部运动。

第十六节　前庭康复的局限性

前庭康复对于前庭功能障碍患者的治疗安全有效。但部分患者在早期接受前庭康复训练时，会产生头晕加重的可能，会影响其坚持进行前庭康复的积极性。而对于老年前庭功能减退的患者，由于其行动迟缓，执行能力差，家属更倾向于对其进行药物治疗，从而忽视前庭康复的重要性。总而言之，很多变量会影响前庭康复的成功率。因此，临床医生要准确评估自己的实践环境和临床

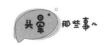

技能，以制定最佳的个体化康复训练计划，从而使精准康复成为可能。由于患者的个体化康复方案的实施离不开治疗师的监督，因此，个体化的康复训练方法的制定和实施需要在居住地周围的社区医疗站进行，以提高疗效。

第十七节　前庭康复的常用技术

　　是不是"康复"就是指简单的"撸铁"锻炼呢？实际上，前庭康复是康复医学内容之一，其专业性强，在我国仅仅处于起步阶段。准确来讲，前庭康复是针对平衡系统损伤（主要包括前庭、视觉和小脑平衡中枢等损伤）后人体平衡功能的康复，康复的实质是促进和建立平衡功能代偿（因为前庭是调节人体平衡的主要系统，所以临床又称之为前庭代偿），以促进功能恢复。

　　前庭康复包括：外周性康复、中枢性康复、替代性康复、视觉强化性康复、防跌倒康复。

一、外周性康复

　　单侧外周性前庭受损主要通过前庭代偿实现康复，目前有以下技术。

1. 摇头固视：水平或垂直方向转动头时，眼睛要一直注视正中位固定的视靶，头眼方向相反。

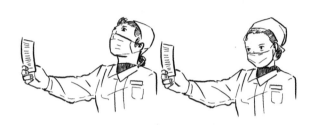

2. 交替固视：在两个固定静止的视靶之间水平或垂直方向转头，眼睛交替注视两个不同方向的视靶，头眼方向相同。

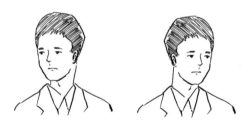

3. 分离固视：两个固定静止的视靶，头眼同时对准一侧视靶；头不动，眼睛转向另一侧视靶，造成头眼之间的分离距离，看清视靶后再快速转头。过程中保持视靶清晰。

4. 反向固视：手持视靶水平或垂直方向移动，眼睛固视视靶并随之移动，头向视靶移动相反的方向移动。

以上训练均应持续 1～2 分钟，并尽可能快速。

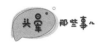

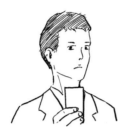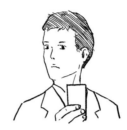

二、中枢性康复

针对前庭中枢功能障碍的康复训练有如下几种。

1. 前庭－眼反射抑制：头、眼随一个移动视靶移动，方向相同，眼固视移动视靶。

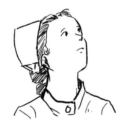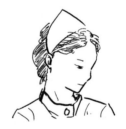

2. 反扫视：随机示意两个视靶中的一个视靶，头静止不动，眼睛向示意视靶相反的方向快速扫视，以能看清反向视靶为宜。

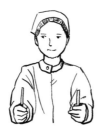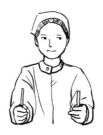

3. 记忆前庭 – 眼反射：头眼同时对准中心静止的视靶，闭眼转头（任意方向），眼不随头动，固视记忆视靶位置，睁眼时记忆视靶距离中心视靶越近越好，转头幅度由小到大，持续 5 分钟。

4. 记忆扫视：在各个方向和位置设置多个视靶，记住其中一个视靶后闭眼；头眼转至正中位，在闭眼的情况下，头保持不动；通过眼动重新固视记忆中的视靶。视靶距离有两种，远视靶可在 1～2 m 的墙上或物体上；近视靶可拿在手上，一臂距离。视靶上最好有字，能看清为好。

三、替代性康复

针对双侧前庭受损而进行的康复训练有两种。

1. 射性扫视：头不动，眼快速交替固视两个静止的视靶。

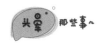

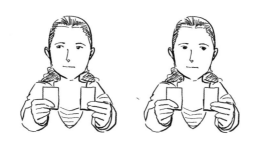

2.颈眼反射：前方设置两个静止的视靶，转头使头对准一个视靶，眼随后跟进固视同一视靶。再转头，头对准另一个视靶，眼随后跟进固视。

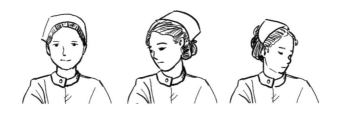

四、视觉强化性康复

以下是针对视觉信息与其他感觉信息冲突导致的头晕和站立不稳而进行的康复训练。

在持续性运动性视觉背景中，通过头眼协同固视中心视靶或多个视靶，增强前庭-眼反应和视-前庭交互反应能力。

五、防跌倒康复

以下是针对有跌倒风险而进行的康复训练。

1.张力康复：5次坐起（先坐在椅子上，然后迅速站起，再慢慢坐下，再迅速站起）；坐位单脚抬起（重度患者）或单脚站立（轻度患者，可从扶凳子到徒手站起）；提跟抬趾。

2.重心变换康复：双腿快速交替抬起或站立，同时双臂尽可能前伸；正常行走，听到指令突然转身。

3.平衡协调康复：马步站立，头眼随手移动；弓步站立，双手一上一下传球；仅用双足跟或双足尖行走。

4.步态功能康复：从坐位站起计时走；脚跟和脚尖成一条直线走；常速变速行走或转头条件下行走。

大量研究表明，前庭康复对于非进行性、自发性前庭功能代偿不良的前庭疾患均有治疗意义，例如：

1.病变稳定的、位置诱发性眩晕为特征的外周性前庭疾病，如耳石症。

2.多种因素所致的前庭功能障碍的患者，常见于老年人。

3.各种破坏性前庭手术术后，如迷路切除术、前庭神经切除术所形成的急性单侧前庭功能障碍（代偿不全或代偿延迟）。

4.头部外伤后伴前庭功能障碍及患有心理疾病者等的辅助治疗。

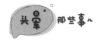

第十八节　头晕又犯了还要去医院吗?

头晕又犯了，怎么办? 不要惊慌，自己先感觉一下和以往的头晕一样吗，如果和以前快速缓解的头晕不同，就需要判断原因，自己无法做出判断的时候，需要到医院诊疗。

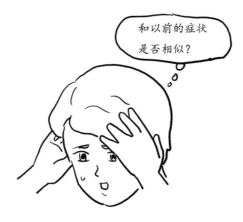

如果老年人突然出现头晕，患者兼有高血压、糖尿病、高脂血症、心脏病等心、脑血管疾病的危险因素，则要注意是否为后循环缺血、梗死，甚至出血引起，这个时候要看有没有语言表达障碍的问题，有没有肢体的麻木或无力，有没有喝水呛咳、看东西重影、眼前发黑、脸上麻木，甚至嘴歪的症状。如果有上面几

种情况，建议尽快到医院，而且应该去急诊，走卒中绿色通道。

如果是反复发作的头晕，又伴有耳部症状，比如有耳鸣、听力的问题，这种头晕考虑是耳源性的，最好的办法是卧床休息，避免头晕时摔倒（容易导致肢体骨折等意外）。如果平卧以后症状逐渐缓解，再慢慢地起来观察，如果持续的头晕不缓解，建议到医院就诊。

如果是因过度劳累、情绪因素、睡眠差等引起的头晕，建议调整生活方式、保持情绪稳定后，头晕一般会自动好转；如果调整后仍出现头晕，建议到医院就诊。

不过头晕原因很复杂，有时难以确定是什么原因引起的，建议就诊于医院。

第十九节　颈椎病引起的头晕能牵引吗？

颈椎病是指颈椎间盘退行性变及其继发性椎间关节退行性变所致的脊髓、神经、血管损害，从而表现出相应的症状和体征。颈椎病可分为：颈型颈椎病、神经根型颈椎病、脊髓型颈椎病、椎动脉型颈椎病、交感神经型颈椎病、食管压迫型颈椎病。此病好发于中老年人，男性发病略高于女性。其中，椎动脉型颈椎病是由于钩椎关节退变，或是椎间盘退变，颈椎总长度缩短，椎动脉与颈椎长度平衡被破坏，椎间盘刺激、压迫椎动脉，造成椎动脉供血不足，旋颈试验阳性。椎动脉型颈椎病随年龄增长而产生，表现为颈痛、颈强硬、颈肌活动受限、头晕、颈肌痉挛或压痛。

针对颈椎病的治疗，牵引是治疗的一种手段，可以适当增大椎间关节的间隙，缓解神经压迫，起到活血消炎的作用。但是有一点需要注意，不是所有的颈椎病患者都适合做牵引。

患有神经根型颈椎病，最适合做牵引。另外，患有交感神经型和椎动脉型颈椎病的患者也可以接受牵引治疗。而脊髓型颈椎病患者，不可以做牵引治疗，因为这类患者的脊髓已经受到压迫，如果牵引不当，很可能会引起瘫痪。因此，建议患者前往医院进行治疗，牵引的时候最好到正规医院进行，因为牵引要求力度，这非常关键，万一力度过大就会造成颈椎的损伤，引起患者瘫痪。

第二十节　颈椎病引起的头晕能手术吗？

颈椎病的治疗有手术疗法和非手术疗法，一般患者对非手术疗法的接受度较高，对于手术疗法，多少会产生抵触心理。

这种想法很正常，因为在我们的认知中，手术风险和并发症都较大，能不手术就不手术，这种想法本无可厚非。但是不少患者面对必须手术治疗的情况，仍然盲目拒绝手术治疗，因噎废食，反而耽误了病情。

那么，哪些情况必须进行手术治疗呢？

首先，脊髓型颈椎病必须手术治疗。绝大部分该类型的患者通过保守治疗不能缓解症状，还可能出现不可逆的四肢瘫痪等情况。所以我们提倡，一旦确诊为脊髓型颈椎病，且没有手术禁忌证者，都应及早进行手术治疗。

其次，严重的颈椎病。由颈椎骨质增生、椎管狭窄等因素导致的神经压迫，往往会影响患者的工作和生活需行手术治疗。这类患者通常经非手术治疗后无效，且病情不稳定，若不及时手术，病情将进一步发展，造成严重的后果。

近年来，颈椎病的手术治疗发展迅速，越来越多的手术方法进入了临床，比如，人工椎间盘置换术在获得更多的临床观察、研究和论证后，有望成为颈椎病手术治疗的一种新选择。

无论如何，颈椎病患者不能因为惧怕手术风险或术后不良就盲目拒绝手术，而是要相信医学的力量，积极配合医生，采取最科学的治疗方法。

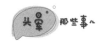

第二十一节　脑血管狭窄引起的头晕能手术吗？

秋冬季节，气温下降，大家经常被寒流的"热情"感染到。在大家担心自己出门耳朵会不会被冻掉的时候，我们担心的是脑卒中发病率又要增加了。这一节，我们跟大家聊一聊脑卒中的首要幕后推手——脑血管狭窄。

老百姓平时说的脑血管狭窄，多数是指颅内动脉粥样硬化性狭窄。颅内动脉具体包括：颈内动脉颅内段、大脑中动脉、大脑前动脉、大脑后动脉、椎动脉颅内段及基底动脉。

由于脑血管狭窄造成脑部供血不足，早期主要表现为嗜睡、记忆力下降、工作时注意力不能集中，严重时会发生短暂性脑缺血的症状，这是一种历时短暂、经常反复发作的脑局部供血不足，其可导致相应供血区局灶性神经功能丧失，多发病突然，患者可出现一过性的黑蒙、头晕，甚至意识丧失，一般仅持续数分钟至数小时，24 小时之内可以完全恢复而不留后遗症。

常见的脑血管狭窄症状有：突然发作、头昏目眩、一侧眼暂时性发黑、一侧胳膊、腿发麻无力、说话不清等。很多患者因为缺乏相关知识，发现后没有及时到医院就诊，因而错过了治疗的最佳时机。患者还可表现为较长时间或永久性的神经系统损害，这些非常可能是由颈动脉狭窄引起的。一些严重颈动脉狭窄患者可以表现为头晕、眼花、记忆力减退等脑缺血症状。还有很多患者没有明显症状，但多发生于 50 岁以上，同时患有高血压、糖尿病、动脉硬化（如冠心病、肢体缺血等）的人群。

颅内动脉血管狭窄最主要的病因是动脉粥样硬化，主要包括颈内动脉狭窄、大脑中动脉狭窄、椎动脉狭窄或者基底动脉狭窄等。常见的后果便是发生缺血性脑卒中。没有症状的颅内动脉血管狭窄称为"非症状性狭窄"。有症状的颅内动脉血管狭窄称为"症状性狭窄"，其可分为三型。

Ⅰ型狭窄：狭窄血管供血区域缺血，出现相关区域缺血的临床表现。

Ⅱ型狭窄：狭窄引起的侧支血管供血区域缺血（盗血），狭窄血管供血区得到代偿，出现盗血综合征。

Ⅲ型狭窄：混合型。

各型又细分为 A、B、C 三个亚型：

A 型：相应区域无梗死，或有腔隙性梗死，但无神经缺损后遗症，乙酰唑胺激发试验异常，通常血管重建术后患者能获益。

B 型：相应区域小面积梗死或合并远端血管串联性狭窄，或远端主干闭塞，但该支动脉尚参与其他狭窄血管的侧支血供，通常血管重建术后患者能部分获益。

C 型：相应区域大面积梗死，有卒中后遗症，或远端主干慢

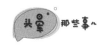

性闭塞，而且该支动脉未参与其他狭窄血管的侧支血供，通常血管重建术后患者不能获益。

症状性颅内动脉狭窄的治疗包括：内科治疗、外科治疗、脑血管介入三个方面。脑血管介入就是通过股动脉将球囊送至狭窄部位，扩张球囊，再根据血管状况决定是否放置支架，可将已呈现硬化、狭窄的动脉撑开，从而达到改善血流的治疗目的。

对于急性脑梗死患者，脑动脉急诊取栓术是近年来广泛使用的"高精细"操作的介入治疗技术，患者如取栓成功，实现血管再通，则会改善预后。脑血管栓塞后，取栓手术越早进行效果越好。目前，国外学者推荐的取栓时间窗为发病后 6～8 小时，后循环卒中可延长至 24 小时，但 3 小时内如能取栓，则效果更好。

脑血管介入是一种新兴的微创技术，在不开刀暴露病灶的情况下，仅在皮肤上做直径几毫米的微小通道，探头通过血管，在影像设备的引导下，即可对局部病灶进行检查、治疗，是创伤最小的治疗方法。其可以独立解决许多脑血管问题，又可以和传统的开放手术巧妙结合，使原来无法或难以治疗的疾病有了更多合理、可靠的选择，从而改善预后，提高患者的生活质量。同时脑血管介入也存在其局限性：

1. 介入材料在弯曲血管中输送困难。

2. 颅内动脉走行迂曲，分叉多，重要的是穿支（脑底部的 willis 环及构成该环的大血管起始段发出的大量中央支）多。

3.颅内动脉缺少肌层、周围缺少有力的支撑组织等解剖学特点，易破裂出血。

4.脑组织缺血后易损伤，病损后恢复性差，损伤时间不能过长。

5.血管路径是当今实施介入治疗前必须越过的路障，目前还不能对所有狭窄的颅内动脉实施血管内治疗。目前可开展支架治疗的血管局限于颈内动脉颅内段、大脑中动脉 M1 段（大部分在分叉前，个别达 M2、M3 段）、椎动脉颅内段与基底动脉，也有大脑后动脉 P1 段的个案报道。

6.血管炎性病变，特别是活动性血管炎性病变不宜进行血管内支架治疗。

7.颅内动脉稳定性斑块或非稳定性斑块是否均应进行支架治疗，目前尚无研究结果。

8.对于诊断为症状性颅内动脉狭窄的第 2 年的卒中发生率较第 1 年明显下降，因此，对于一个已经长时间存在颅内动脉狭窄的患者是否需要进行支架治疗还缺乏有力依据。

颅内动脉狭窄具有高度致残的风险，在目前药物治疗效果不理想的情况下，脑血管支架治疗仍不失为一种重要的治疗手段。随着更科学的评价方法的出现，材料与技术的改进，脑血管支架治疗必将在症状性颅内动脉狭窄治疗方面显示良好的前景。

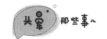

第二十二节　站起来就头晕能手术吗？

头晕是一个症状，不是疾病，造成头晕的原因是复杂的，有可能是由于颈椎增生压迫颈动脉，颈动脉狭窄、痉挛，造成脑部供血不足，也有可能是因为高血压或心、肺疾病等造成的。

一、造成站起来就头晕的原因

1. 考虑颅内血管狭窄引起的头晕。

2. 考虑是直立性低血压造成的。这是一种血压调节异常引起的疾病，老年人发病率高，患者在快速站起来时会有头晕、黑蒙，甚至晕厥等症状。

3. 各种因素而导致的脱水也会引起上述症状。

4. 某些药物的不良反应，例如，应用了血管扩张剂、利尿剂、降压药、抗抑郁药物也会造成上述症状。

5. 内稳态调节功能减弱，如长期卧床、慢性心脏功能不全也会有此症状。

二、针对病因不同，头晕的治疗方法也不同

1. 常见的病因首先考虑药物治疗。

2. 如果患者头晕是因为颅内外动脉血管狭窄，经过脑血管造

影检查提示狭窄大于 80%，我们可以给予手术治疗，如支架治疗、球囊扩张、狭窄血管内膜剥脱，甚至搭桥手术等；血管狭窄小于 80%，我们一般可以控制危险因素，使用药物对症治疗等。

3. 如果是心率特别慢，或者存在其他的先天性心脏病等引起的头晕，可以在心内科详细筛查，有一部分患者也是可以手术的。

4. 如果头晕是因为颈椎病、呼吸系统疾病、循环系统疾病等，有一部分也是可以通过手术治疗的。

第二十三节 头晕要赶紧降血压吗？

患者如果连续几天明显感到头晕目眩，首先想到的应该是高血压。很多疾病都可以引起头晕，但不同原因引起的头晕感觉、发病时间是有明显区别的。高血压引起的头晕一般会在早上 6 点至 8 点和下午 6 点至 8 点，这两个时间段里感觉强烈。因为早上 6 点至 8 点，人体血压出现第一个高峰，而在下午 6 点至 8 点，血压出现第二个高峰。相比之下，急性出血性脑卒中的患者会在进行剧烈活动时或紧张后感到头晕，并伴肢体活动障碍等症状；颈椎病及耳源性头晕的患者出现头晕时往往因体位改变而发生，如从椅子上站起来，或从床上坐起来、回头等。导致头晕的病因

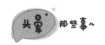

很复杂，如果感到头晕，不可以盲目降压，一定要弄清楚原因之后再采取应对措施。而且不只高血压会导致头晕，低血压也会导致头晕，所以不能一有头晕就吃降压药，血压降得太低会很危险。此外，感冒、中毒、贫血、感染、低血糖、高脂血症、血小板增多症等疾病都有可能导致头晕，要找到病因，对因治疗。

第二十四节　头晕合并心理疾病的治疗要点

　　头晕是一种常见的临床主诉，既往研究提示，20% ～ 50%的头晕患者常常合并焦虑、抑郁等情绪障碍，而心理疾病反过来也会引起头晕等不适症状，两者相互影响，关系错综复杂。

　　针对合并心理疾病的头晕的治疗，应该分为两个方面：

　　1. 针对引起头晕症状的原发病的治疗。

　　2. 针对心理疾病方面的治疗。

　　对于第一点，我们在前几章已经有详细的说明，在此不多赘述。对于第二点，我们可以分成三个方面详细描述。

　　1. 心理科咨询治疗：有头晕症状的患者除了对原发疾病的治疗之外，可以去专业的精神卫生科就诊，评估是否有心理方面的问题，常用的评估量表有明尼苏达多相人格调查表、汉密尔顿抑郁量表、汉密尔顿焦虑量表、多伦多述情障碍量表等，患者可以参考使用。患者在疑病量表上得高分，表明头晕患者有许多叙述不清的身体不适，同时对自己的健康有过度的担忧。癔症量表得高分，提示患者往往把心理问题作为躯体问题来解释。

2. 配合抗焦虑、抗抑郁等药物治疗：有研究结果显示，针对任何一种状态的治疗措施对头晕和精神状态的改善均有意义。让头晕患者使用常规药物合并使用帕罗西汀，可以明显改善患者的焦虑、抑郁情绪，而头晕症状也会得到更好的改善。在此特别提示：精神卫生科的药物必须在医生了解病情、专业指导下使用。

3. 自我安慰、自我调节：培养一些可以转移注意力的爱好，不要刻意专注于自己的疾病及痛苦症状等。

总之，对于头晕合并心理疾病的患者，治疗要抓住"心身"两个方面，因为心理疾病的改善也可以促进头晕症状的减轻，这两者缺一不可！

第五章 头晕的康复治疗和生活注意事项

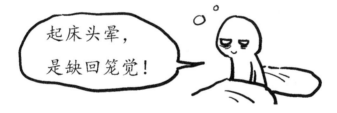

起床头晕，是缺回笼觉！

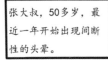
张大叔，50多岁，最近一年开始出现间断性的头晕。

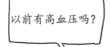
以前有高血压吗？

没有。

高血脂呢？

没有过……

有没有糖尿病？血糖高吗？

没有过……

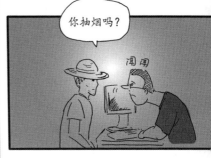
你抽烟吗？

闷闷

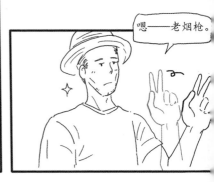
嗯——老烟枪。

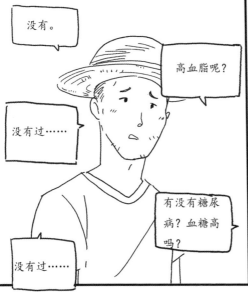

戒烟吧！

好……

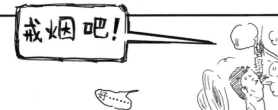

扫把教育一下

呸

吸烟可能引起肺癌，还能引起头晕。吸烟可能导致身体氧气摄入量不足，也可能引起尼古丁中毒，造成脑部缺氧，出现头晕。长时间大量吸烟还可损伤血管内皮，干扰血脂代谢，促进血栓聚集，加速动脉粥样硬化的发生，出现头晕。

一吸烟就头晕，不吸烟就好了，还不赶紧戒?!有钱买不到命，要命还是要烟？

知道了知道了

觉悟吧！

呜别

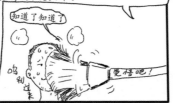

张大叔慢慢减少了吸烟量，最终戒掉了烟。自那之后，张大叔便没有再头晕了，他也告诫身边的朋友，尽早戒烟，多多运动，保护身体。

健康生活

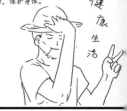

第一节　饮食上要注意什么？

常见的头晕原因有后循环缺血、短暂性脑缺血发作、脑梗死、高血压、低血压、低血糖等，不同病因引起的头晕，选择食物也不同，饮食应根据不同的病因进行调整。

1. 高血压引起的头晕，饮食应以清淡、易消化为主，一般建议多进食瘦肉、鱼类等食物，以及青菜、水果等富含维生素、膳食纤维的食物，比如橘子、草莓、龙眼、芒果、白菜等。少食用肥腻、油炸食品，因为这些食物会导致血脂、血糖、血压增高，使头晕加剧，也会诱发其他疾病和症状。

2. 低血糖引起的头晕，要注意多摄取一些碳水化合物，比如馒头、米饭、牛奶、巧克力、蜂蜜、水果糖等，这样可以迅速改善低血糖的症状。平时每天要有规律地进餐，尤其早餐一定要吃得好一些，要摄入优质的蛋白质和微量元素、维生素等，包括鸡蛋、水果、蔬菜，像油麦菜、菠菜、芹菜、苹果、香蕉、猕猴桃等。

3. 由耳内半规管淋巴水肿导致的周围性头晕，在进食时可选用一些具有利尿消肿作用的食物，如冬瓜、西瓜、薏米、香蕉、红小豆、蘑菇等。

4. 如果是脑梗死等脑血管疾病导致的头晕，可以参照《脑卒

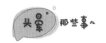

中那些事儿》的饮食要求进行调整。

总之，无论何种原因引起的头晕，饮食要尽可能清淡、寒热适宜，稍热为好；尽可能少吃油炸、腌制、熏烤的食物，多食五谷杂粮和水果、蔬菜，但不要餐后立即吃水果；吃饭要杂、慢，只吃七八分饱；尤其是要注意在生气时不要进餐。

第二节　能不能吸烟？

如果已经产生头晕症状，是不建议患者继续吸烟的。

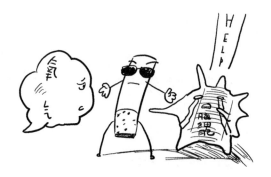

吸烟是心、脑血管疾病的危险因素之一，可能会导致高血压、脑动脉硬化、脑梗死、脑动脉供血不足等，这些疾病都会产生头晕的症状。

　　既往研究表明，吸烟能激活人体的交感神经系统，促使人体血浆及尿中的儿茶酚胺增多，促进动脉硬化，导致人体血压升高。而对人体有危害的烟草成分主要是烟碱，又称尼古丁。尼古丁可以增加血液黏度及血脂量，造成血液的黏稠度升高，血流缓慢，导致脑供血不足。吸烟以后可以造成血管收缩，血管收缩后会造成血压升高，血压升高可以引起头晕。且血管收缩后，给脑血管的供血会减少，可以造成缺血性的脑供血不足。吸烟对脑细胞有毒性，且有过度兴奋作用，过度地消耗神经细胞的能量和氧气，或者对脑细胞有抑制作用，使脑细胞不能产生正常的电生理活动，此时会让人产生头昏沉的现象。烟雾里面的一氧化碳会造成血红蛋白结合氧气的能力下降，从而引起患者的脑组织处于缺氧的状态，加重头晕的症状。

　　如果患者头晕是高脂血症产生的反应，吸烟的时候还会加重血小板的聚集，使血液的黏稠度增加，再加上原本的血脂增高，血流的速度会更慢，则脑部供血不足会进一步加重头晕的症状。另外，患者平素可能存在动脉硬化、血管壁增厚，血管腔变得狭窄，吸烟的时候会刺激交感神经兴奋，这时会收缩血管。原本已经狭窄的血管腔再收缩，患者会出现脑供血不足的症状，从而加重头晕。

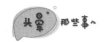

第三节 能不能喝茶？

喝茶已经成为很多人的一种生活习惯。我们门诊曾经有个患者极喜饮茶，但他同时患有头晕，他提出了一个很多人都关心的问题：头晕能不能喝茶？

众所周知，喝茶一直被作为一种提神的方式，其原因在于茶叶中含有的咖啡碱能促使人体中枢神经兴奋，增强大脑皮层的兴奋，起到提神益思、清心的效果。但咖啡碱也存在着副作用，它会加快心跳从而加重心脏负担、阻碍铁元素的吸收，从而造成或加重贫血，增加神经系统兴奋性，影响睡眠。而心血管系统功能受损导致的疾病多会产生头晕的症状，如贫血、高血压等等。这就告诉我们，因贫血、高血压等而头晕的患者最好少饮茶，甚至不饮茶！

但这些并不意味着所有的头晕患者完全不能喝茶，因为茶叶中的多种成分已被证实具有抗肿瘤、抗氧化、改善心、脑血管疾病等一系列特殊保健功能，所以某些头晕患者可以少量饮茶。但以下几点必须引起注意：

1. 切忌饮浓茶：浓茶中含有的咖啡碱含量极多，有过度兴奋中枢神经系统的作用，会加重心脏负担。

2. 女性妊娠或哺乳期不宜饮茶：避免过量的咖啡碱影响胎儿

神经系统正常发育，减少幼儿睡眠、啼哭等。

3.空腹、患有胃病时不饮茶：空腹饮茶会影响消化功能，大量茶碱入血，可能会引发头晕、无力等症状。

4.经期不饮茶：茶中的某些成分可能会加重痛经、头痛等经期综合征。

综上所述，头晕患者能不能饮茶，一是要看原发疾病是什么；二是要注意饮茶的度。只要掌握好这两点，大家也不需要完全放弃饮茶这一生活习惯，还是可以在茶中"感悟人生"的。

第四节　能不能饮酒？

总的来说，头晕的患者是不建议喝酒的！这主要是因为在头晕的时候身体会出现共济失调的表现，喝酒以后会影响小脑和前庭系统的功能，患者共济失调的症状会加重，这样会增加跌倒的风险。另外，酒精对于前庭神经、小脑、脑干都是有损伤作用的，也可能导致头晕经常发作，所以建议患者不要喝酒。

但这并不是说所有头晕患者完全一滴酒都不能沾！我们应该首先弄清楚不同的量对于人体产生的影响。

1.低剂量饮酒：主要反应为轻松愉快或欣快、话多、自信、

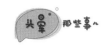

活力增加、约束力和判断力下降等。

2. 中剂量饮酒：主要表现为饮酒者自我控制力进一步受损，如讲话随便、行为轻率，开始有运动障碍表现，言语逐渐含糊不清和无逻辑性，视物模糊，行为协调能力下降，如步态不稳，多数饮酒者会有飘飘然的感觉，并想睡觉。

3. 高剂量饮酒：表现为自我控制力与运动功能明显下降，如言行紊乱、口齿不清、行走困难、行为不能自控，甚至吵闹打架，有人还有眼球震颤、短暂性记忆丧失等。

4. 致死剂量饮酒：出现意识障碍、嗜睡、深睡、昏迷等麻醉状态，多有生命危险，可能会导致死亡。

因此，正如人们常说的"小酌怡情"，头晕患者可以小剂量饮酒，这样既不至于对肢体运动产生影响，也不至于严重影响到小脑、前庭系统的功能，可有效降低跌倒引起继发疾病的风险，但还需要注意一点，所谓的"小剂量"并不是因人而异，《中国脑血管病一级预防指南2019》指出，男性每天酒精摄入量＜25 g，女性＜12.5 g 属于我们理解的"小剂量"。虽然没有全面推荐戒酒，但是不建议过去不饮酒的人开始喝酒。

第五节 能不能喝咖啡？

咖啡树原产于非洲埃塞俄比亚西南部的高原地区。据说1000多年以前，一位牧羊人发现羊吃了一种植物后变得非常兴奋活泼，进而发现了咖啡。还有说法是，因野火偶然烧毁了一片咖啡林，烧烤咖啡的香味引起周围居民的注意，从而咖啡被人逐渐熟知，成为世界三大饮料之一，逐渐与时尚、现代生活、工作和休闲娱乐联系在一起。

人体内有一种叫作腺苷酸的传导物质，能够控制神经活动，引起呼吸减缓、情绪减弱、降低胃酸分泌和利尿。咖啡中含有咖啡碱，而咖啡碱会假冒腺苷酸使体内以为腺苷酸的作用已经发生，让人体感到精力充沛、胃酸分泌增加、尿频，自然也不容易睡着。因此，大家熟知的咖啡的一大功效即为提神醒脑、缓解疲劳、增进思考与记忆，特别是工作加班加点的时候，冲一杯浓咖啡，可提高工作效率。值得注意的是，这种咖啡碱造成的短暂清醒，并不表示体力真的获得恢复。若长期、大量饮用浓咖啡，可导致脑部持续处于兴奋状态，可能引起头晕、神经过敏、易怒等。特别是在日常生活中，头晕的患者如果长时间大量饮用咖啡，会导致呕吐、腹痛，甚至呕血、便血，同时有头痛、耳鸣、烦躁、谵妄、

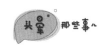

肌肉震颤、惊厥、昏迷、体温升高、呼吸加快、心动过速、心律失常和严重的睡眠障碍。因此，头晕患者尽量不要喝咖啡，特别是头晕发作期间不建议喝咖啡。

对于健康人群必须知道喝咖啡的五大禁忌：

1. 饮酒后不要马上喝咖啡，否则会加速身体脱水，引发高血压。

2. 尽量不喝浓咖啡，选择淡一点的，否则会让人感觉烦躁，降低对事情的判断力和理解能力。

3. 切勿长时间持续不断地喝咖啡，因为咖啡会成瘾，造成一定的依赖性。

4. 切勿在短时间内大量饮用咖啡，这就如同喝了大量兴奋剂，会加重心脏负担，引起或加重心血管疾病。

5. 不要在空腹的时候喝咖啡，因为对胃肠道刺激比较大。

第六节　能不能坐飞机？

对于头晕患者，特别是高血压、脑梗死、心肌梗死等患者，身体本处于缺血状态，加上高空飞行时空气密度小、含氧量不足，又在密闭空间，极易出现低氧血症，并诱发血压升高、心跳加快、呼吸频率加快。同时，飞机在起落过程中速度过快、机身颠簸以及巨大的轰鸣声，对神经系统均可产生一定影响，从而加重头晕，甚至使心、脑血管疾病的病情加重或旧病复发，所以头晕发作的急性期不建议乘坐飞机。如果确实是病情需要或者不可抗力的因素必须坐飞机，一定要在飞机起飞前 15 分钟使用一些止晕药物，比如茶苯海拉明、地芬尼多等。在飞机起飞前告知乘务员，自己的疾病情况，尽量坐前排，因为乘坐飞机的时候，越靠后越颠簸，容易加重头晕的症状。

第七节　能不能坐火车？

有的人坐火车会出现头晕，这可能是前庭功能紊乱加上车厢是密闭环境，空气不流通而导致头晕，如果经常坐火车出现头晕，可以在坐车前服用晕车药，上车前不要饱餐，保证充足睡眠。坐火车不像汽车会因加速、减速和转弯而造成平衡器官紊乱，现在乘坐的都是动车、高铁，这些相对而言比较平稳、匀速，不会产生明显的晃动。但是如果反向乘坐，可能因为视觉的原因而出现头晕。因此，建议急性发作期头晕的人还是要谨慎乘坐火车，如果病情需要或者不可抗力的因素必须坐火车，和乘坐飞机前一样，发车前 15 分钟使用一些止晕药物，比如茶苯海拉明、地芬尼多等。

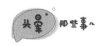

在火车发车前告知乘务员自己的疾病情况，尽量座位方向和火车行驶方向一致，避免因视觉原因导致头晕加重。

第八节　能不能坐汽车?

　　头晕患者一般情况下是可以乘坐汽车的，如果在乘车时会出现头晕症状，考虑是晕动病引起的，也就是晕车的反应。坐车头晕的人往往是前庭功能比较敏感造成的。一般在汽车启动，还有加减速、刹车的过程中，容易导致患者的头部受到颠簸，导致前庭神经受到一定的刺激。患者除了有头晕的表现，可能还会出现上腹的不适、恶心、面色苍白、冒冷汗等。如果空腹乘车或者车上的空气密闭、汽油味比较重，还有就是患者在乘车之前吃得过饱、过于油腻，或者在乘车的过程中频繁地看手机，都会导致患者出现晕车的反应。

　　因此，患者如果经常因乘坐交通工具而出现头晕，建议患者在乘车之前的半小时，用药物来预防晕车反应的发生，比如口服苯海拉明，并尽量闭眼休息，避免看窗外晃动的景色，也可以和旁边的人聊聊天，转移注意力，缓解紧张的情绪也有助于缓解头晕。除此之外，橘皮中的精油成分也可以帮助缓解晕车，所以上车时准备一个柑橘，挤压柑橘皮后闻其味道便可缓解症状，柑橘的果肉也可以吃掉。

第九节 能不能坐船？

对于头晕患者，由于交通工具剧烈变速和颠簸，可能会出现不同程度的头晕、头痛、恶心、呕吐、出冷汗、虚脱，甚至昏厥等。人在摇晃不定的船上时，由于船无规律地运动，会导致前庭器官内的淋巴液不规律地流动，使毛细胞感觉发生错乱，以致大脑不能准确判断我们身体的空间位置和运动方向，无法指挥运动系统维持身体平衡，从而使身体失衡、血压上升、面色苍白、全身乏力，还会使心、脑血管疾病加重或复发。所以头晕患者尽量选择较为平稳的交通工具。

如果在坐船之后出现头晕的情况，最好找一个地方平躺休息。在船上时，尽量不要向船外看，还可以在口腔里含姜片或者服用苯海拉明片，这样能够有效减轻或消除患者晕船的症状。此外，可以选择乘坐靠近船尾的位置，因为相对于船头的乘风破浪，船尾的晃动相对较少，对于一些患有晕动病及爱头晕的人，在船尾乘坐可以有效改善因为船体晃动导致的头晕。

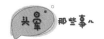

第十节 能不能潜水？

想知道头晕能不能潜水，得先从潜水谈起。首先，广义的潜水包括了潜水和潜泳；其次，仅潜水而言，又分商业潜水、军事潜水和娱乐潜水。商业潜水、军事潜水需要潜水医师在内的多学科专业技术人员指导，而我们通常所指的是娱乐潜水，即潜水深度小于 40 米的一种观赏性、娱乐性潜水活动。

头晕能否潜水，不能一概而论。从最常见的病因外周性前庭疾病——耳石症来看，在发作结束短期内最好不要潜水，倘若发作频率很低，且发作后无任何遗留的不适症状，还是可以潜水的。就另一种常见的外周性前庭疾病——梅尼埃病来讲，因各种感染因素、机械或声损伤、过敏等可导致膜迷路积水，所以最好不要去尝试潜水。头晕原因中最严重的是外周性前庭疾病——化脓性中耳炎，这种情况下绝对不能游泳和潜水。

再说潜泳，潜水前的多次深呼吸，极易造成"过度换气综合征"，使人头昏脑涨，甚至晕厥。潜泳中的屏息阶段，胸腔压力暂时升高会阻碍静脉血液回流，增加心脏向肺部输出血液的阻力，而且在潜泳时，由于呼吸的暂时停顿，肺内不能进行气体交换，使血氧饱和度明显下降，隧出现头痛、头晕、肌肉无力和胸部憋闷等。因此，头晕患者不宜潜泳。如果实在喜欢潜水，要戴好耳塞，以尽量减少水压、化学漂白剂、沉淀剂和过滤剂的伤害，避免头晕等。

第十一节　能不能玩高空娱乐设施？

回答这个问题，先要知道高空娱乐设施指的是用于经营目的、承载乘客游乐的大型游乐设施，设计最大运行线速度≥ 2 m/s，或者运行高度距地面≥ 2 米的载人大型游乐设施。其类别有滑行车类、架空游览车类、陀螺类、飞行塔类、转马类、自控飞机类等，具有惊险性、刺激性和一定的冒险性、危险性，容易使人头晕目眩、胆战心惊。乘客须知规定：患有恐高症、心脏病、高血压、低血压、癫痫、贫血、颈椎疾病、孕妇、高龄老人、酒后及其他不适于高处作业的病症者不宜乘坐。

前文所说的晕动病，乘玩高空娱乐设施也会出现，且发病更快。乃因运动时耳石器和半规管等人体内耳前庭平衡感受器受到过度刺激，产生过量生物电，影响中枢神经所致。另外，正常情况下，在地球重力场中，人的耳石器、半规管、视觉信息和本体压力感受器的信息是协调互补的，并与以前的体验相互匹配。在

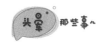

高空尤其失重的情况下，耳石器与三个半规管内的淋巴失去重力，人的体液重新分布，平常左右不对称的耳石重量消失，产生的信息与脑中原先储存的信息矛盾，不能适应新的情况，从而出现症状。

除此之外，头晕与人的身体生理和心理状态也关联。当我们疲劳、睡眠不好、心情不佳、饮食不当时，也容易发病。航空航天人员选拔时，常常通过转椅、秋千、灌耳等刺激耳石和半规管的各种前庭功能进行评选，淘汰前庭器官敏感性高的人。即使这样，仍然会不可避免地发生晕动病。

因此，头晕患者，尤其是患有单纯恐惧症里那种典型的特定恐惧症，即高空飞行恐惧症者，面对高空娱乐设施应三思，远观就好，不要玩。

如果事情有变坏的可能,不管这种可能性有多小,它总会发生。请记住墨菲法则。

第十二节 怀孕后头晕怎么办?

怀孕后许多孕妇会感到头晕，有些人表现轻微，基本不影响日常生活及工作，有些人会表现得非常严重。那么，出现头晕该怎么办?

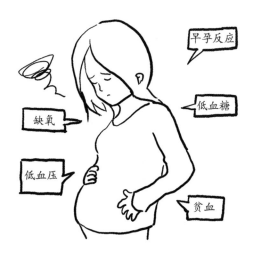

一、在孕早期出现头晕

因激素水平上升会使血管扩张，进而可能导致头晕，这些症状通常在怀孕 3 个月后会好转，所以不要太担心。注意调整好自己的作息，放松心情，让自己好好休息一会儿，或到户外走一走，呼吸一下新鲜空气，或者用家庭制氧机，每天吸氧 1 ～ 2 小时。

二、在孕晚期出现头晕

可能原因是子宫的生长挤压其他器官，如心、肺，一些孕妇会感觉头晕逐渐加重。当环境十分炎热、密闭或劳累的时候，会自觉憋气、呼吸困难，建议休息时侧卧位，避免长时间压迫。另外，孕晚期容易出现贫血，也会出现头晕。因此，要重视对孕期贫血

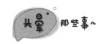

的筛查。孕妈妈在饮食上要注意多吃一些含铁丰富的食物，如瘦肉、蛋黄等，每周吃1～2次的猪肝、猪血、鸭血等。一旦出现有口唇、指甲苍白及易疲乏、头晕、头痛、耳鸣、食欲减退、精神不集中等，应及时检查是否有贫血，必要时在医生的指导下服用铁剂以纠正贫血。

孕期头晕的原因还有血糖、血压的变化。在怀孕期间，注意监测血糖、血压，孕妇可以通过以下方法减少头晕的发生风险：

1. 在安全的前提下适当锻炼。

2. 少食多餐，多吃富含蛋白质和其他营养的食物。

3. 多喝水。

如果在孕晚期出现头晕眼花，还有水肿、血压升高、尿泡沫增多等，孕妈妈们应提高警惕，它常是某些严重并发症的信号，如子痫前期。子痫前期是妊娠高血压疾病中的一种，目前病因尚不明确。轻度子痫前期通常无特殊症状，但是可导致手和颜面部突发性肿胀，重度子痫可导致严重头痛、视物模糊等。对于子痫前期，及早发现、及早治疗是非常重要的。在怀孕过程中要注意监测血压和尿常规，一旦发现异常，应尽快治疗，以保障母胎安全。

第十三节 起床、起立的时候要注意什么？

经常有头晕的患者起床时，最好睡醒几分钟后再坐起，随后在床边坐 1～3 分钟，逐渐过渡到站立位。这样有助于促进静脉血向心脏回流，减少体位性低血压的发生。

在起立时，最好保持较为缓慢的速度，不要太迅速地站立，这样不仅能给大脑时间反应，也能避免很多磕磕碰碰等意外的发生。

另外，存在体位性低血压时，建议起床、起立时监测血压，提前补充水分，站立前做足部背曲动作以促进静脉回流，也可穿弹力袜，避免低血压引起休克、摔跤。

很多药物也会引起体位性头晕，需要医生评估利弊，调整药物。

如果按照上述方式做，头晕仍不能缓解，需及时就诊，明确诊断，针对原发病进行治疗。

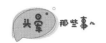

第十四节 是否需要体育锻炼？

关于头晕是否需要体育锻炼这个问题，我们需要从发生头晕的原因出发，分析不同原因引起的头晕能否体育锻炼。

1. 如果是贫血引起的头晕，适量的有氧运动是可以进行的。

2. 如果是心律失常引起的头晕，则需要注意体育锻炼的时间点，尽量避免在心律失常好发时间运动（据相关报道，上午 8 点至中午 12 点最易发生），如果是频发性的心律失常，就应该避免体育锻炼。

3. 高血压引起的头晕，尤其是三级高血压患者，应严格避免剧烈运动，防止脑血管意外，当然，日常的散步还是可以的。

4. 低血糖患者应密切关注血糖状况，尽量在合理血糖范围内进行体育锻炼。

5. 非实质性的病理改变所引起的头晕，如抑郁、不良生活习惯等，合理的体育锻炼即可以改善头晕。

因此，关于头晕患者是否需要体育锻炼，需根据引发头晕的原因来分析，不能片面地一概而论，合理的体育锻炼对于一个人的身心健康具有重要作用。

第十五节 头晕时能自己开车吗?

开车是一个高风险行为,因为不合理开车,每年都会有很多人因此致死、致残。比起醉驾、超速、无证驾驶等这些可以避免的危险因素,关于驾驶员存在头晕的症状是否应该被禁止开车没有明确的法律规定。头晕的患者能否自己驾车,从医者的角度来说是不可以的。因为很多头晕是急性发作,在发作前没有明显的征兆表现,即使症状轻微,也会出现视物不清、眼花等,不但可能会对自身的安全构成威胁,还可能造成交通事故,危及他人的人身安全。

因此,头晕患者在发作期应尽量避免开车。

第十六节 头晕期间可以有性生活吗?

性生活其实是个"剧烈运动",伴随着出汗、心率、血压骤增、血管扩张。在这种情况下,尤其是有基础疾病的朋友,极有可能会诱发或加重头晕症状。接下来我将给大家简单介绍一下运

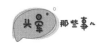

动过程中出现头晕症状的应对方法，以减少由于恐惧而增添的负担。

一、眩晕

天旋地转，感觉世界在转动，不理解的读者可以快速转 10 圈以上，自行体会一下。

1.主要病因：前庭系统失调，如耳石症、梅尼埃病、迷路神经炎等。眩晕比较容易在快速翻身、转身，以及从平卧起身时被诱发出来。

2.应对方式：首先不要慌，过度的紧张会增加大脑的耗氧量，反而会让眩晕持续的时间更长。然后睁开眼，很多患者在眩晕发作时，感觉闭上眼睛会好一些，其实视觉信息可以辅助大脑进行空间定位，减轻眩晕症状。接下来不要改变体位，就在当前体位下停下来，一般过 1～2 分钟就可以自行恢复了。

眩晕比较容易复发。因此，即使症状缓解了，还是建议到正规医院去检查和治疗。现在很多医院的耳鼻喉科或者康复科都有成套的前庭系统诊疗一体化仪器。后续再结合一些前庭系统的康复训练会更好地防止复发。

二、头昏脑涨、偏头痛

主观感受为头脑发胀、头皮发紧，可能还会伴随眼眶的胀痛、精神难以集中等。

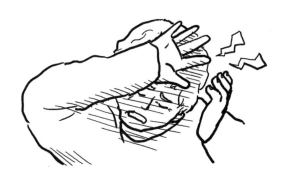

1. 主要原因：可能是在运动时不自觉憋气发力，或者是场地不通风、空气不好，也可能是发力时颈部过度紧张，刺激了交感神经。

2. 应对方式：首先还是不要慌，越慌交感神经越兴奋，症状越明显。躺下来，把身体（尤其是头颈部）放在最舒适的位置，缓缓地进行3：6（吸：呼）的腹式呼吸。一般症状就可以逐渐缓解下来了。

这些症状常常提示身体存在交感神经激惹的倾向。例如，对缺氧条件、声光刺激不耐受，或者是呼吸、发力模式不良等。因此，如果出现了这些症状，那么最好向专业的医生、康复治疗师咨询，并且在运动训练时，注意避免相关的诱发因素。

三、短暂的恍惚

主观感受为短暂的头重脚轻、恍惚，或者伴有轻度的头痛。

1. 主要原因：大脑供血不足、低血糖等。引起大脑短暂供血不足的因素有很多，例如，久蹲、久躺后突然站起来的"体位性低血压"、疲劳、运动前休息不足、状态不好或吃得太饱……都有可能使我们在运动过程中出现不适。另外，在空腹、饥饿时进行运动，或者使用胰岛素治疗的糖尿病患者在运动时，很可能因为血糖过低而出现头晕、恍惚的症状。

2. 应对方式：首先，依然是不用慌。其次，如果是"体位性低血压"导致的不适，建议立即回到原来的体位(如蹲位或卧位)，等 1～2 分钟症状缓解之后，再慢慢地站起来就可以了。如果是休息不好、状态不好，或者是运动过于剧烈，那么就停止运动，放松休息。如果是低血糖导致的头晕，应该躺下休息后，尽快提供糖分较高的食物。

此外，出现上述 3 种症状，同时伴随恐慌、濒死感、四肢冰冷、出冷汗等，这类情况通常出现在有焦虑倾向的人群，过度的焦虑会使症状放大好几十倍，可以根据具体情形适当进行心理疏导。长时间不缓解或逐渐加重，伴随有恶心、胸闷、心悸，甚至四肢无力、发软、晕厥、昏迷、不省人事，这时候需要排除心、脑血管疾病的潜在风险，它通常提示脑部存在损伤或功能异常，如癫痫、脑血管意外等。

再次强调，本文仅为科普，内容不作为诊断标准。当出现症状时，还是应该及时到医院就诊。

第十七节 停药多久后可以怀孕?

在门诊，经常会碰到妇产科的问题："医生，我刚吃过治疗头晕的药，能怀孕吗？" 别以为她们走错了诊室，其实她们都是在准备怀孕期间出现了头晕症状，担心用药会对可能的怀孕造成影响。那么，准备怀孕期间，如何掌握用药原则？

首先，带大家了解一下美国药品和食品管理局 (FDA) 根据药物对动物或人类所具有的不同程度的致畸性。他们将药物对妊娠的影响分为五级。我们按照此标准建议准备怀孕者用药，相当于高标准、严要求了。我们分别列举在备孕期间，因身体不适经常要用到的代表性药物来帮大家理解。

一、妊娠期用药的五级分类

A 级：在妊娠女性的对照研究中，没有发现对胎儿有危害的证据，或者对胎儿的危害甚微。常见的如维生素、微量元素、叶酸、左甲状腺素等。

B 级：在动物繁殖性研究中未发现或发现有副作用，但没有在妊娠女性的对照研究中得到证实。常见的如解热镇痛类药（酚麻美敏片、对乙酰氨基酚片、布洛芬片等）、抗生素类 [青霉素、

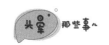

阿莫西林、头孢、红霉素、阿奇霉素、甲硝唑、（外用）克霉唑等]、抗过敏药（氯苯那敏、氯雷他定等）、内分泌治疗药（胰岛素、阿卡波糖、二甲双胍等）。这些药物，备孕期间出现身体不适，如果病情需要可选择使用。

C级：本类药物只有在权衡对胎儿的利大于弊后方可使用。比如，多数抗结核药、心血管疾病常用药，还有一些抗生素，如庆大霉素、氯霉素、喹诺酮类抗生素和抗病毒药。这些药，通常痊愈后需停药或替换更安全的药物后再准备生育。对于疫苗，目前除了个别的减毒活疫苗，绝大部分疫苗都是病毒灭活疫苗，已经没有致病性，它们的妊娠危险等级属于C级。

D级：孕妇处在危及生命或患严重疾病的情况下，如果其他较安全的药物不能使用或使用无效，考虑使用本类药物的利大于弊后方可使用。比如，常见的抗焦虑药、抗抑郁药、抗生素（链霉素、四环素）等。这类药的使用，必须由专科医生指导、评估病情、权衡利弊，且在患者有条件随访、知情同意时方可使用。

X级：本类药物禁用于妊娠或者备孕的女性。主要包括抗肿瘤药物、植入或口服的长效避孕药等。

二、疫苗

对照用药原则，在备孕期间，如果有更安全、有效的传染病预防措施，可以不用接种。但高危人群或紧急情况下，需要特殊对待。比如，被狗咬伤者，就不要纠结打狂犬疫苗会影响怀孕了，而是应该及时接种疫苗。因为人患狂犬病后的病死率接近100%，而疫苗接种相对安全，权衡利弊后做何选择，显而易见。

治疗头晕的药物有前庭抑制剂、改善内耳微循环的药物、糖皮质激素、利尿剂、钙离子拮抗剂、尼麦角林、天麻素等（表5-1）。

表5-1　药物、FDA 妊娠分级、药理特点

分类	药物及 FDA 妊娠分级	药理特点
前庭抑制剂	抗组胺剂：异丙嗪 (C)、苯海拉明 (B)、美可洛嗪（暂无）等	①眩晕发作持续数小时或频繁发作，出现剧烈的自主神经反应并需卧床休息者，一般需使用前庭抑制剂控制症状 ②前庭抑制剂主要通过抑制神经递质而发挥作用，使用时间过长可抑制或减缓前庭代偿，急性期症状控制后宜停用 ③其不适用于前庭功能永久损害者，一般头晕也不用前庭抑制剂
	抗胆碱能剂：东莨菪碱 (C)、地芬尼多 (C) 等	
	苯二氮䓬类：地西泮 (D) 等	
	抗多巴胺类：氟哌利多 (C) 等	
改善内耳微循环的药物	倍他司汀（暂无）	可改善内耳血供，平衡双侧前庭神经核放电率，并可与中枢组胺受体结合，进而控制眩晕发作
	银杏叶提取物（暂无）	①可扩张脑血管，增加脑血流量，降低脑血管阻力，改善脑缺血、缺氧 ②可用于眩晕、梅尼埃病等
糖皮质激素 (C/D)		可控制眩晕发作，可能与其能改善内淋巴积水状态、调节免疫功能等有关
利尿剂	氢氯噻嗪（B/D）、氨苯蝶啶 (C/D) 等	可减轻内淋巴积水，从而控制眩晕的发作

分类	药物及 FDA 妊娠分级	药理特点
钙离子拮抗剂	氟桂利嗪 (C)	①通过抑制钙超载和皮层扩布抑制的发生，改善内耳血流和脑微循环，促进前庭功能代偿等多种作用 ②预防前庭性偏头痛的发生，适用于偏头痛和眩晕
麦角生物碱类药物	尼麦角林（暂无）	尼麦角林是一种麦角生物碱衍生物，能改善循环。其 α 受体阻断作用，可能引起直立性低血压。
其他	天麻素（暂无）	可用于后循环缺血、前庭性偏头痛等。

三、备孕期间用药的基本原则

A 级药，可以放心服用；B 级药，如病情需要，该用则用；C 级药，只有利大于弊时才用，有更安全级别的药物时则不用；D 级药，是非用不可才用；X 级药，备孕及孕期禁用。

四、孕产期保健的基本原则

母亲健康，孩子安全。备孕期间如身体不适，一定要根据病情轻重缓急，谨慎选择妊娠危险性等级低的药物，不能因为要怀孕，所有的症状都忍着，所有的治疗都暂停。吃对药、防患于未然是硬道理。

第十八节 头晕以后，身边的人能帮助做些什么？

在现实生活中，身边的人，比如亲朋好友，甚至是陌生人可能会说："我感觉头晕，没有精神，无法正常行动（或工作）。"那么，作为他们身边的人，我们能帮他们做些什么呢？

1. 出现头晕症状时，需要判断是什么原因引起的。如果只是过度劳累引起的头晕，一般在休息之后就会缓解。身边的人应该立刻让他找个地方坐下休息，松解身上的衣物，同时给他喝一些温开水。如果头晕症状出现时没有及时休息，很有可能会加重头晕，老年人还容易摔倒。因此，过度劳累之后让其尽快休息可以快速且有效缓解头晕。

2. 很多人因为低血糖发作导致头晕的出现。当旁边的人出现头晕症状时，帮他们找一些糖果等高热量的食物可以快速缓解。

3. 经常头晕的人可能是脑供血不足引起的，如果头晕症状不缓解，这类人需要到医院进行检查。故身边的人除了尽量给予安慰，同时还要尽快拨打 120 急救电话。

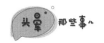

第十九节　头晕合并心理疾病的康复要点

　　头晕作为一种发病突然、症状明显的"疾病症状"，患者在发病初期会出现恐惧及焦虑等负性心理。随着治疗的进行，部分治疗效果欠佳的患者会合并出现显著的焦虑、抑郁情绪，这不仅会加重患者的临床症状，而且对疾病的转归不利。因此，在常规治疗的基础上，应该积极有效地干预患者的负性心理，以提高头晕患者的临床疗效。

　　对于头晕合并心理疾病的患者，康复要点除了正规的药物治疗和康复训练，还应该包括以下两点。

一、认知的提升

　　应该积极地学习和掌握头晕的常识，对头晕有正确的认知，加强锻炼，增强体质，在出现头晕时应该即刻躺下。另外，服用甲磺酸倍他司汀片、氟桂利嗪片等药物，可以缓解头晕；避免患者过度关注头晕而造成强迫人格；培养积极乐观的情绪，积极配合治疗；对于一些由于突发事件诱发的头晕患者，单独由心理咨询师进行心理疏导，针对原因，提出合理化解决方案。

二、行为治疗

一方面，由专人负责引导，鼓励患者建立规律的生活方式，每周进行一定程度的锻炼，同时通过微信或者其他方式监督早睡早起；另一方面，帮助症状缓解的患者培养兴趣爱好，不定期组织病友聚会，以降低患者对头晕的过度关注和提高治愈的信心。

以上这些干预应该循序渐进，逐步推进。

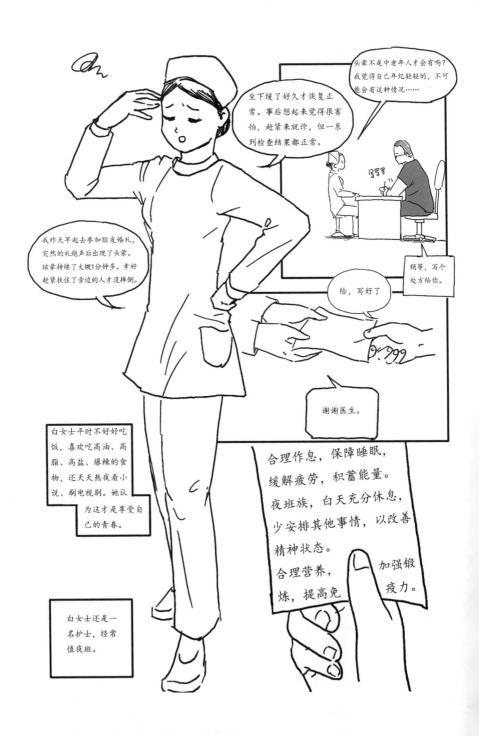